125세 시대, 젊고 건강한 노후를 위한

SOD
장수 비법

2권

125세 시대, 젊고 건강한 노후를 위한 SOD 장수 비법 2권

초판 1쇄 발행 2025년 12월 7일

지은이 최주용, 은아령, 박진희, 박애심, 홍성준, 박은정, 김애진, 심영이
펴낸이 장길수
펴낸곳 지식과감성#
출판등록 제2012-000081호

교정 주경민
디자인 강샛별
편집 정윤솔
검수 이주연, 이현
마케팅 김윤길

주소 서울시 금천구 벚꽃로298 대륭포스트타워6차 1212호
전화 070-4651-3730~4
팩스 070-4325-7006
이메일 ksbookup@naver.com
홈페이지 www.knsbookup.com

ISBN 979-11-392-2935-6(13510)
값 18,000원

- 이 책의 판권은 지은이에게 있습니다.
- 이 책 내용의 전부 또는 일부를 재사용하려면 반드시 지은이의 서면 동의를 받아야 합니다.
- 잘못된 책은 구입하신 곳에서 바꾸어 드립니다.

지식과감성#
홈페이지 바로가기

125세 시대, 젊고 건강한 노후를 위한

SOD 장수 비법

최주용 · 은아령 · 박진희 · 박애심 · 홍성준 · 박은정 · 김애진 · 심영이

★ 활성산소를 1초에 10만 개 제거하는 지구상에서 가장 강력한 1등급 항산화효소
★ 무병장수의 비밀 활성산소와 항산화효소
★ 비타민의 3,500배 젊음과 활력을 되찾아 주는 황금 항노화 장수 물질 SOD
★ 매일 5천 개씩 생기는 암세포를 잡는 NK세포를 움직이는 면역력
★ 전 세계 과학자 및 노벨 수상자가 인정

2권

지식과감정

CONTENTS

5 사람은 왜 노화되고 몸이 아프게 되는 걸까?

1) 탈모는 왜 생기는 걸까? _12

1-1) 두피 유형부터 탈모 유형 알아보기	12
1-2) 탈모에 도움이 되는 좋은 습관과 식단	29
1-3) 탈모가 진행되는 나쁜 습관과 식단	31

2) 피부는 왜 늙어 가는가? _33

2-1) 피부 건강에 좋은 습관과 식단	33
2-2) 피부 건강에 나쁜 습관과 식단	35

3) 몸은 93세이지만 60대처럼 보이는 저속노화와 활력의 비결 _37

3-1) 우리 몸을 건강하게 하는 습관과 식단	44
3-2) 우리 몸을 나쁘게 하는 습관과 식단	46

4) 사람은 왜 살이 찌는 걸까? _48

4-1) 살이 빠지는 습관과 식단	48
4-2) 살이 찌는 습관과 식단	50

5) 사람은 왜 당뇨에 걸리는 걸까? _52

5-1) 당뇨에 좋은 습관과 식단　　　　　　　　　　　　　　52
5-2) 당뇨에 나쁜 습관과 식단　　　　　　　　　　　　　　53

6) 남성은 왜 성기능이 약해지는가? _56

6-1) 남성의 성기능이 강해지는 습관과 식단　　　　　　　56
6-2) 남성의 성기능이 약해지는 습관과 식단　　　　　　　58

6　인간은 과연 몇 세까지 살 수 있을까?

1) 공식 최장수 기록자 - 프랑스 잔 루이즈 칼망 122세 _62
2) 항산화효소 소멸 시점이 평균 수명의 한계점 _65
3) 암은 누구에게나 생긴다 _68

3-1) 면역 감시 이론(Immune Surveillance)　　　　　　　68
3-2) 면역과 SOD　　　　　　　　　　　　　　　　　　　70

4) 암세포를 잡는 NK세포와 SOD의 관계 _73

5) 인간의 간에서 나오는 놀라운 장수 물질 SOD _80

6) 한국과 세계 사람들의 장수 마을과 비법 _82

7) 시진핑과 푸틴의 속삼임
   - 장기 이식으로 150세까지 살 수 있을까? _89

8) 역사 속 147세 살았던 인물 _104

9) 구글 500세 프로젝트 _113

10) 직업별 알아보는 평균 수명 _117

7 항산화의 미래를 여는 기술
- (주)에스오디랩의 SOD 비전과 도전   123

8 SOD, 어떻게 활용할까?
- (주)리쏘드 제품으로 보는 실제 적용

1) 에너지 & 항산화 케어 - 닥터에스오디 라인 _142

1-1) 닥터에스오디 더블업플러스	142
1-2) 닥터에스오디 슈퍼슬림 다이어트	153
1-3) 닥터에스오디 혈당케어플러스	158
1-4) 닥터에스오디 프로폴리스 & 아연	163

2) 두피와 탈모 솔루션 - 나와모 SOD 헤어케어 라인 _165

2-1) 나와모 SOD 울트라 부스터   165
2-2) 나와모 SOD 미라클 샴푸   172
2-3) 나와모 SOD 퍼펙트 트리트먼트   177

3) 피부를 위한 뷰티 케어 - 제시카셀럽 & 화장품 라인 _182

3-1) 제시카셀럽 SOD 히알루로닉 마스크팩   182
3-2) 제시카셀럽 SOD 아이크림 포페이스   187

4) 리쏘드 _195

4-1) 리쏘드 SOD 안티에이징 리본 앰플   195
4-2) 리쏘드 SOD 톤업 선크림   200

5) 두피, 바디, 올인원 마사지 _204

5-1) 녹주석 괄사   204

6) 실제 저자들의 생생한 제품 후기 _210

9 SOD와 두피과학의 만남
– (주)나와모랩의 케어 솔루션

1) 나와모랩 대리점 확장 현황 및 특징 _238

2) 탈모 시장 분석 _249

3) 탈모의 원인 _252

4) 항산화효소 활성과 모발 건강 _264

5) 안드로겐성 탈모증의 산화 스트레스 _267

6) 산화 스트레스와 원형 탈모증의 관계 _269

7) 두피/탈모 자가 진단 테스트 vs.
   인공지능(AI)두피 분석 시스템 _271

8) 두피 경혈점에서 효과적인 부스터, 샴푸,
   트리트먼트 마사지 테크닉 _282

10 유명인들이 이야기하는 건강 조언

에필로그	313
참고 문헌	316

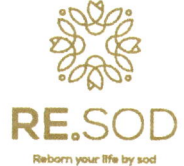

SOD
Super**O**xide **D**ismutase

5

사람은 왜 노화되고
몸이 아프게 되는 걸까?

1) 탈모는 왜 생기는 걸까?

1-1) 두피 유형부터 탈모 유형 알아보기

두피 유형

1. 정상(양호) 두피

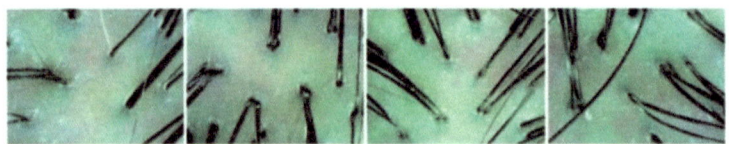

- 두피 증상: 없음
- 정상 두피는 색상이 맑은 청백색을 띠고 적당한 유수분 상태를 유지하고 있습니다.

2. 건성 두피

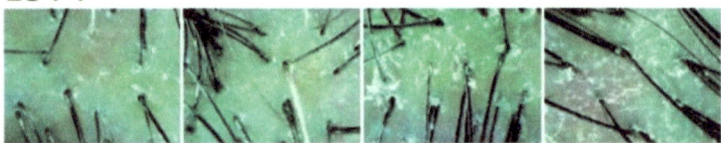

- 두피 증상: 미세 각질
- 두피가 건조하여 미세 각질이 관찰되고 건조로 인한 당김이나 가려움증이 동반되기도 합니다.
- 두피 건조를 방지하기 위해 충분한 유수분의 공급이 필요합니다.

3. 지성 두피

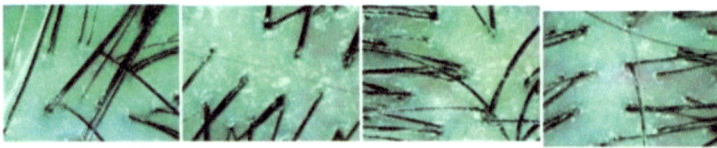

- 두피 증상: 피지 과다
- 피지 분비가 왕성한 두피로 두피표면이 번들거리고 과한경우 모공에 유분이 물처럼 고여있는 것 같이 보이기도 합니다.
- 꼼꼼한 세정과 두피 피지 관리로 두피를 청결하게 유지해야 됩니다.

4. 민감성 두피

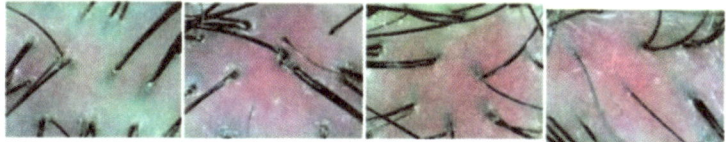

- 두피 증상: 모낭 사이 홍반
- 두피 모세 혈관 확장으로 인한 홍반이 자주 관찰되고 자외선이나 급격한 온도 변화에도 자극을 받습니다.
- 두피 자극을 최소화하고 두피 진정

(1) 정상(양호)두피

 정상 양호한 두피는 다음과 같은 특징을 가진다. 두피 톤이 청백색으로 맑고 투명한 상태이다. 모공이 열려 있으며 선명하게 보이고, 모공당 2~3개의 모발이 건강하게 자란다. 모발 굵기는 약 0.15~0.2mm 정도로 비교적 일정하며, 두피에 노화각질이나 피지, 불순물이 거의 없다.

 두피 수분 함량은 약 10~15% 정도 유지되고, 피지 분비가 적당히 균형 잡혀 있다. 두피 산도(pH)는 4.2~5.5 범위 내에서 유지되어 건강한 환경을 만든다. 혈액순환과 세포 재생이 활발하여 모공 주위 조직이 건강한 상태이다.

 이러한 상태를 유지하기 위해서는 꾸준한 수분과 영양 공급, 두피 항산화 샴푸 및 두피 팩 등을 통한 관리가 추천된다. 그리고 두피 상태는 다양한 요인에 의해 변할 수 있으므로 정기적인 점검과 올바른 두피 관리를 지속하는 것이 중요하다.

(2) 건성 두피

건성 두피는 두피의 피지 분비량이 부족해서 두피가 건조해지고 각질이 발생하며, 가려움이나 당김 등의 증상이 나타나는 상태이다. 건성 두피의 특징과 건성 두피는 두피의 피지 분비량이 부족해서 두피가 건조해지고 각질이 발생하며, 가려움이나 당김 등의 증상이 나타나는 상태이다. 건성 두피의 특징과 관리법은 다음과 같다.

두피가 건조해지고 수분과 유분이 부족하여 각질이 일어나며, 두피가 당기는 느낌과 가려움증이 자주 발생한다. 모발은 푸석푸석해지고 윤기가 부족하며, 심한 경우 피부 장벽이 손상돼 염증이나 피부염이 생길 수 있다.

계절 변화나 샴푸 후 2~3시간 내에 두피가 당기는 느낌이 들고, 하얀 각질이 떨어지는 경우가 흔하다. 보습이 매우 중요하며, 두피 전용 에센스, 헤어 세럼, 두피 팩 등을 통해 유·수분 밸런스를 맞춰주는 게 필요하다.

자극이 적은 저자극 샴푸를 사용하고, 두피를 세게 문지르지 않으며, 찬 바람으로 말리는 것이 좋다. 두피 마사지나 마사지기를 사용하면 혈액순환이 촉진되어 두피 건강에 도움이 된다.

극건성 두피의 경우 두피가 팽팽하고 매우 건조해 가려움과 불편함이 심하며, 모발도 매우 거칠고 스타일링이 어렵다. 이처럼 건성 두피는 수분과 유분 부족이 원인이므로 자극을 최소화하고 보습 제품과 꾸준한 관리를 통해 유·수분 균형을 맞춰주는 것이 중요하다.

(3) 지성 두피

지성 두피는 피지 분비가 과다해 두피가 기름지고 번들거리는 상태를 말한다. 두피 표면이 노르스름하거나 황백색을 띠며, 피지가 많이 분비되어 끈적이고 번들거린다.

과도한 피지와 산화된 노폐물로 인해 모공이 막히고, 두피에 악취가 발생할 수 있다. 모발은 눅눅하고 무거우며 스타일링이 어렵고 윤기가 줄어든다.

피지 과다로 인한 모공 폐쇄는 비듬, 염증, 뾰루지 등 두피 트러블을 유발할 수 있으며, 심하면 지루성 피부염이나 탈모로 발전할 수 있다.

원인으로는 유전적 요인, 남성호르몬 과잉, 스트레스, 잘못된 식습관(지방과 당분 과다 섭취), 불규칙한 생활습관, 외부 자극(오염, 자외선, 자극성 헤어 제품) 등이 있다.

관리법은 다음과 같다. 지성 두피용 딥 클렌징 샴푸와 스크럽을 사용하여 피지와 노폐물을 주 1회 제거한다. 멘톨, 페퍼민트, 티트리, 녹차 성분이 포함된 진정 및 쿨링 효과 샴푸를 사용하는 것이 좋다.

트리트먼트는 모발 끝부분에만 바르고 두피에는 바르지 않는다. 두피 스케일링이나 토닉 등으로 모공을 열어주고 유·수분 밸런스를 조절한다. 스트레스 관리와 올바른 생활습관 유지도 중요하다. 이렇듯 지성 두피는 피지 과다 분비와 관련된 여러 복합적인 요인으로 발생하며, 꾸준한 관리와 적절한 제품 사용이 필수적이다.

(4) 민감성 두피

 민감성 두피는 두피의 방어 기능이 약해져 작은 자극에도 쉽게 붉어지고, 가려움, 따가움, 염증 등이 나타나는 예민한 상태를 의미한다. 두피가 쉽게 붉어지고, 가려움과 따가움, 따끔거림이 자주 발생하며, 각질이 자주 생긴다.

 두피에 미세한 뾰루지나 열감, 부종이 생기기도 하고, 평소 사용하던 제품에도 갑자기 자극을 느낄 수 있다. 스트레스, 환경오염, 잘못된 화장품 사용, 기후 변화 등이 두피 방어 기능을 약화시켜 민감성을 악화시키는 요인이다. 선천적 요인으로 두피의 자연 보호막 결핍이 원인이 될 수 있고, 신경 세포가 과민하게 활성화되어 외부 자극에 과도하게 반응한다.

 민감성 두피를 관리하기 위해서는 저자극, 약산성 샴푸와 진정 성분이 포함된 제품을 사용하고, 두피를 자극하지 않도록 조심해야 한다. 또한, 두피 혈액순환을 촉진하는 마사지, 과도한 화학 시술 자제, 스트레스 관리가 중요하다. 민감성 두피를 방치하면 만성 염증, 탈모, 두피 노화 등의 문제로 이어질 수 있으므로 조기 관리가 필요하다.

5. 아토피성 두피

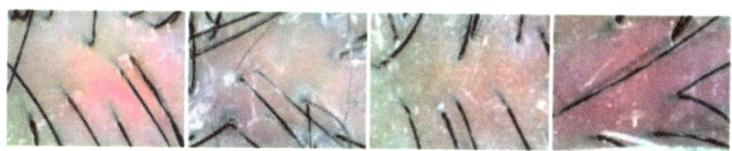

- 두피 증상: 미세 각질, 모낭 사이 홍반 (비듬이 있을 수 있음)
- 두피 건조와 홍반이 동반되는 두피로 미세한 각질이 있고 이로 인해 가려울 수 있습니다.
- 두피 자극을 최소화하고 두피 장벽을 강화해야 됩니다.

6. 지루성 두피

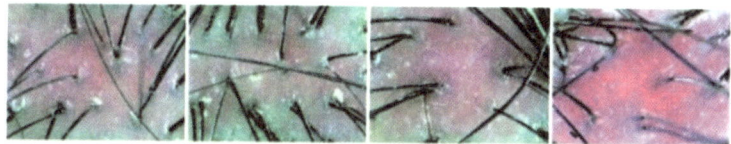

- 두피 증상: 피지 과다, 모낭 사이 홍반 (미세 각질이나 비듬이 있을 수 있음)
- 피지 분비가 과다하고 모공과 모공 사이가 매우 붉은 양상을 보입니다. 비듬이나 가려움증이 동반됩니다.
- 자극이 약한 성분을 사용하여 두피의 피지선이 최대한 자극되지 않도록 관리합니다.

7. 트러블성 두피

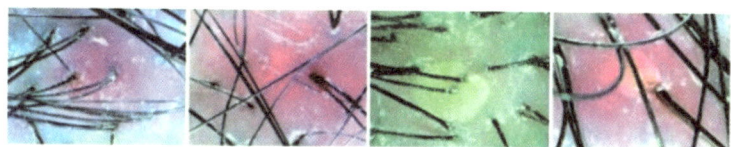

- 두피 증상: 모낭 홍반, 농포 (미세각질, 피지과다가 있을 수 있음)
- 두피의 모공이 붉은 색을 띠거나 모낭염과 같은 노란색의 염증이 육안으로도 보입니다.
- 두피 염증을 유발하는 화학 시술은 자제하고 자극이나 염증을 진정시켜 줍니다.

(5) 아토피성 두피

아토피성 두피는 아토피 피부염이 두피 부위에 나타난 것으로, 심한 가려움증과 함께 만성적으로 재발하는 습진성 피부 질환이다.

두피에 심한 가려움증이 나타나며, 긁음으로 인해 피부가 붉어지고 습진성 변화가 발생한다. 두피에 쌀겨처럼 하얀 각질이 많이 생기고, 비듬과 딱지가 동반되는 경우가 많다. 피부가 건조하고 때로는 진물이 나기도 하며, 만성화되면 피부가 두꺼워지고 태선화(피부가 두꺼워지고 굳은 상태)가 나타날 수 있다.

두피뿐 아니라 얼굴, 목, 팔다리 등에도 붉은 병변과 염증이 나타날 수 있다. 아토피성 두피염은 면역 이상과 알레르기 반응이 원인이며, 음식, 먼지, 생활환경 등 다양한 항원에 과민반응을 보인다.

연령별로 증상과 부위가 다르게 나타나며, 유아기에는 머리와 얼굴, 사지에 주로 발생하고, 성인기에는 피부가 건조해지고 두꺼워지는 양상이 많다. 치료와 관리로는 자극이 적은 저자극성 샴푸와 보습을 충분히 해주는 것이 중요하다.

(6) 지루성 두피

지루성 두피염은 피지 분비가 많은 부위에 발생하는 만성 염증성 피부 질환으로, 두피, 얼굴, 겨드랑이 등에서 주로 나타난다.

증상은 두피 가려움, 홍반(붉은 반점), 비듬, 각질, 딱지, 두꺼운 딱지 형성, 염증, 진물, 악취 등이 특징이다. 심할 경우 탈모가 동반될 수 있다. 정확한 원인은 아직 확실히 밝혀지지 않았으나, 여러 요인이 복합적으로 작용한다.

말라세지아 진균(피티로스포럼) 균의 과도한 증식이 주요 원인으로 꼽히며, 이 균은 정상 피부에도 존재하는 상재균이지만 면역력 저하 시 과다 증식하여 염증을 유발한다. 피지선의 과도한 분비 및 피지 분비가 활발한 부위에서 자주 발생한다. 유전, 가족력, 호르몬 변화, 정신적 스트레스, 불면, 음주, 영양 결핍 등이 증상 악화에 영향을 미친다. 온도와 습도 변화도 영향을 주며, 특히 추운 계절이나 건조한 환경에서 증상이 악화된다.

신경계 이상과 관련 있다는 연구도 있다. 지루성 두피염은 피부 표면의 균형이 깨지고 면역력이 떨어질 때 발생하며, 적절한 치료와 생활습관 개선이 필요하다. 치료에는 항진균제, 항염증제, 두피 청결 관리, 스트레스 관리 등이 포함된다.

(7) 트러블성 두피

트러블성 두피는 두피에 여드름, 염증, 각질, 딱지, 가려움증 등이 발생하는 상태로, 여러 원인에 의해 나타날 수 있다.

증상은 두피에 작은 붉은 융기나 여드름 모양의 염증성 병변, 가려움, 각질, 진물, 딱지 등이 나타나며, 심한 경우 통증과 탈모를 동반할 수 있다. 원인은 지루성 두피염, 두피 건선, 모낭염과 같은 만성 염증성 피부 질환이 흔한 원인이다.

두피 모낭염은 박테리아나 진균 감염에 의해 모낭에 염증이 생기는 질환으로, 과도한 헤어 제품 사용, 모자 착용, 헤어스타일 등이 영향을 미칠 수 있다. 화학성분이 함유된 헤어 제품 과다 사용, 머리카락을 자주 긁거나 잡아당기는 습관도 트러블을 악화시킨다.

지루성 두피염은 피지 과다 분비와 곰팡이균 증식, 면역 기능 저하 등이 원인으로, 가렵고 딱지가 생기며 만성화될 수 있다.

생활습관과 두피 청결 관리가 중요하며, 증상이 심하면 피부과 전문의 진료 및 맞춤 치료가 필요하다. 따라서 트러블성 두피는 다양한 피부 질환과 생활습관 요인이 복합적으로 작용하는 문제로, 조기 진단과 적절한 치료가 중요하다.

8. 건성비듬성 두피

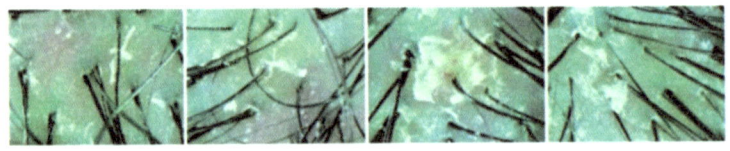

- 두피 증상: 미세 각질, 비듬
- 미세한 각질과 비듬이 보이고 두피가 심하게 건조할 경우 각질이 어깨에 떨어지기도 합니다.
- 두피 건조를 방지하기 위해 충분한 유수분의 공급이 필요합니다.

9. 지성비듬성 두피

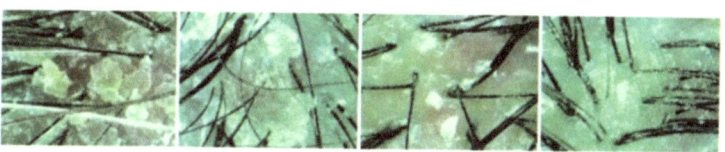

- 두피 증상: 피지 과다, 비듬
- 피지 분비가 왕성하고 큰 비듬이 동반되는 두피입니다.
- 비듬 개선을 위한 전용 제품을 사용하고 두피 세정을 꼼꼼하게 합니다.

10. 탈모성 두피

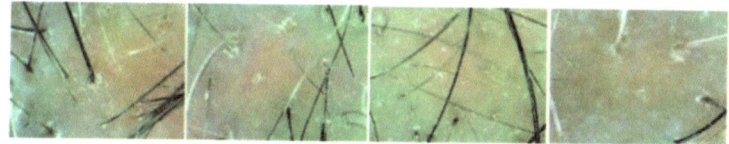

- 두피 증상: 탈모
- 모발의 연모화가 빠르게 진행되고 있는 두피로 비듬과 피지 분비량이 증가될 수 있습니다.
- 탈모 증상에 도움이 되는 제품을 사용하여 영양과 보습을 줍니다.

(8) 건성 비듬성 두피

건성 비듬성 두피는 두피가 건조하여 각질이 얇고 부서지기 쉬우며, 하얀 비듬이 떨어지는 상태를 말한다. 관리 방법은 다음과 같다.

두피 스케일링이나 각질 제거 관리(주 1~2회)를 통해 쌓인 각질과 노폐물을 부드럽게 제거해 모공을 막지 않도록 한다. 두피에 유·수분 균형을 맞춰주는 제품을 사용해 수분 부족과 건조함을 개선한다. 두피 전용 에센스나 두피팩으로 보습을 보충하는 것이 도움이 된다.

건성 두피용 저자극 약산성 샴푸를 사용하는 것이 좋으며, 너무 강한 세정력은 피해야 한다. 미지근한 물로 여러 번 헹구는 것이 두피 자극을 줄여준다. 충분한 수면과 스트레스 관리, 균형 잡힌 식단이 두피 건강에 도움을 준다.

항진균 성분(징크피리치온, 케토코나졸 등)이 포함된 비듬용 샴푸를 주기적으로 사용해 말라세지아 진균 증식을 억제할 수 있다. 자극을 피하고 두피를 심하게 긁거나 뜨거운 물 사용, 과도한 스크럽은 피해야 한다. 건성 비듬은 두피 건조와 각질 문제로 발생하므로 꾸준한 보습과 부드러운 각질 관리가 핵심이다.

(9) 지성 비듬성 두피

지성 비듬성 두피는 두피의 피지 분비가 과다하여 생기는 비듬 문제로, 노란빛을 띠는 크고 끈적한 각질이 두피에 달라붙어 있는 특징이 있다. 주요 원인과 증상은 다음과 같다.

두피가 기름지고 번들거리며, 가려움증 동반, 두피에 노란색 기름진 비듬과 붉은 염증성 병변이 나타난다. 각질이 크고 두껍게 붙어 있는 경우가 많아 두피가 붉게 변하는 경우도 있다. 원인은 과도한 피지 분비로 인해 말라세지아(Malassezia) 진균이 과도 증식하면서 두피 염증과 각질 생성을 촉진한다. 스트레스, 불규칙한 생활, 호르몬 변화, 피지 분비 불균형 등이 복합적으로 작용한다.

악화 요인으로는 과도한 헤어 제품 사용, 불충분한 두피 세척, 환경적 스트레스(계절 변화, 온도, 습도 변화), 스트레스 등이 있다. 관리는 피지 조절이 가능한 샴푸 사용, 항진균 성분 샴푸, 두피 청결 유지, 스트레스 관리 및 건강한 생활 습관이 중요하다.

지성 비듬성 두피는 건성 비듬과 달리 두피가 기름지고 각질이 덩어리 형태로 붙기 때문에 전용 제품과 관리법을 사용하는 것이 효과적이다.

(10) 탈모성 두피

탈모성 두피는 모발이 점차 가늘어지고 빠지면서 두피에 탈모 현상이 나타나는 상태를 말한다. 증상은 모발 밀도 감소, 머리카락이 가늘고 힘이 없으며, 두피가 드러나 보이는 부위가 생긴다. 일부 환자에서는 두피 가려움, 염증, 비듬, 각질 등이 동반될 수 있다. 가장 흔한 원인은 남성형 및 여성형 탈모로, 유전적 요인과 남성호르몬(안드로겐)의 영향이 크다. 지루성 두피염, 비듬, 두피 건선, 모낭염 같은 두피 질환이 탈모를 유발하거나 악화시킬 수 있다. 스트레스, 급격한 체중 감소, 중병, 임신, 수술 같은 신체적 및 심리적 스트레스도 탈모에 기여한다.

견인 탈모(머리를 강하게 묶거나 당기는 습관), 화학적 손상, 두피상처 등 물리적 손상도 원인이다. 특히 지루성 두피염이 있는 경우, 피지 과다 분비와 염증으로 모낭이 손상되어 탈모 진행이 빠를 수 있다. 두피 염증 관리 및 모발 건강을 위한 조기 치료와 올바른 두피 관리는 탈모 예방과 진행 억제에 매우 중요하다.

(11) 탈모 유형

탈모가 진행되면 모발의 밀도가 서서히 줄어들거나 모발의 굵기가 얇아지게 됩니다. 이 때 탈모의 영향을 받지 않는 후두부의 모발 밀도와 굵기가 기준이 됩니다. 탈모 진행에 따라 다양한 탈모 유형으로 나뉩니다..

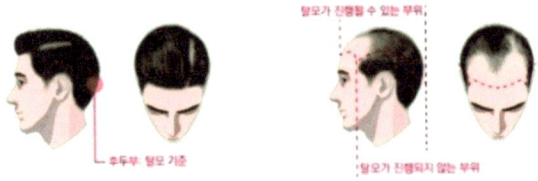

BASP탈모유형 분류법
얼굴 쪽 헤어라인의 모양에 따라 L, M, C, U 타입의 기본 유형(BA: Basic)과 윗머리나 정수리의 탈모에 따른 V, F 타입의 특정 유형(SP: Specific)을 표기하는 탈모 유형 분류법입니다.

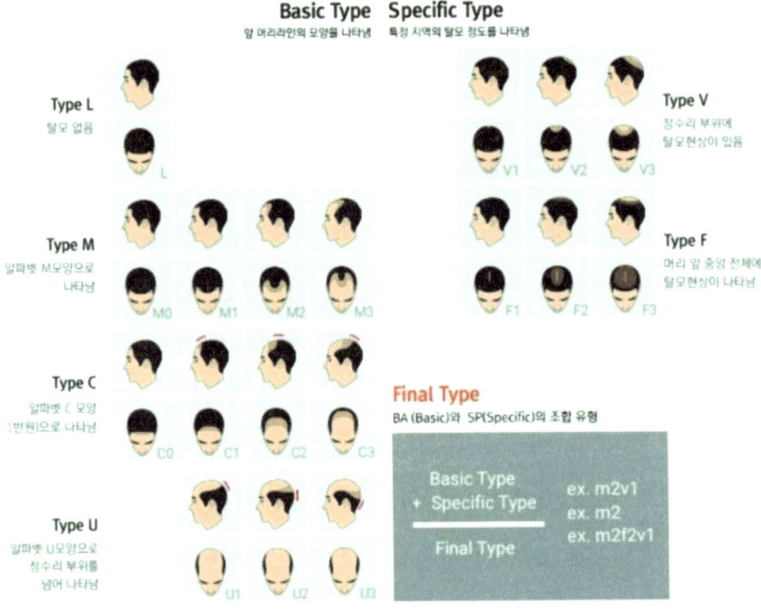

탈모는 다양한 유형으로 분류되며, 대표적인 탈모 유형은 다음과 같다.

이 외에도 탈모는 모양과 원인에 따라 다양한 세부 유형으로 더 나뉘며, 각각의 유형에 맞는 치료법이 중요하다.

탈모 유형	특징 및 설명
남성형 탈모 (유전성)	주로 20~30대부터 시작, 이마 양쪽 측두부와 정수리 부위가 중심으로 머리카락이 점차 가늘어지고 빠짐. M자형, U자형, O자형 등 다양한 형태로 진행됨.
여성형 탈모	남성형과 달리 이마선은 유지되고, 머리 중심부의 모발이 가늘어지고 숱이 적어짐. 완전한 대머리는 드묾.
원형 탈모	원형 또는 타원형 탈모반이 갑작스럽게 생기며 자가면역 반응이 원인으로 추정됨. 두피뿐 아니라 수염, 눈썹 등에도 발생 가능. 재발 가능성 높음.
휴지기 탈모	스트레스, 약물, 질병 후 2~4개월 뒤 갑자기 모발이 많이 빠지는 일시적인 탈모. 원인이 해소되면 자연 회복 가능.
지루성 탈모	지루성 두피염 등 염증성 두피 질환이 원인이 되어 모발 손실이 발생하는 탈모. 염증이 가라앉으면 진행 멈춤.
견인성 탈모	머리카락을 세게 묶거나 잡아당기는 습관, 장한 헤어스타일링이 원인으로 측두부 중심 탈모 발생.
산후 탈모	출산 후 호르몬 변화로, 자연적으로 회복되는 경우가 많음. 출산 2~5개월 후 시작해 6개월~1년 내 회복.
노인성 탈모	연령 증가에 따라 모발 모낭의 기능 저하로 발생. 주로 정수리에서 나타나며 백발과 동반됨.

BASP 탈모 유형 분류법은 이원수 교수와 대한모발학회 소속 국내 여러 대학 연구진이 개발한 남성형 탈모 분류법으로, 인종과 성별에 관계없이 적용 가능한 보편적인 가이드라인이다. 이 분류법은 다음 두 가지 기준으로 탈모 유형을 나눈다.

- **Basic type(기본 유형)**: 앞머리 선의 모양을 기준으로 분류한다. L형, M형, C형, U형으로 구분하며, 각각 다르게 앞머리선이 후퇴하거나 변형되는 패턴을 나타낸다.
- **Specific type(특정 유형)**: 앞머리와 정수리 부위에 남아있는 모발 밀도를 기준으로 나뉜다. V형, F형 등으로 표현되며, 탈모가 정수리와 앞머리 부위 어느 쪽에 집중되는지 보여준다.

이 분류법을 통해 탈모의 진행 정도와 중증도를 세분화하여 경증, 중등도, 중증 단계별로 치료 방침을 제시할 수 있다. 예를 들어, 경증~중등도(1~2단계)는 주로 약물치료를 권장하며, 중등도~중증 단계에서는 약물치료와 모발 이식 등 복합 치료가 권장된다.

BASP 분류법은 탈모 형태를 더 체계적으로 파악할 수 있어 치료 계획 수립에 도움이 되고, 다양한 환자 유형을 포괄해 의료진들이 환자 관리에 활용하고 있다.

(12) 모낭 세포

모낭세포는 한번 죽으면 일반적으로 자연적으로 재생되지 않으며, 줄어든 모낭의 수는 영구적인 탈모로 이어질 수 있다. 인간의 모낭은 태아기 3~7개월 사이에 완성되며 출생 후에는 새로운 모낭이 더 이상 생성되지 않는다.

성장기 동안 머리카락이 빠지고 다시 자라는 '모발 주기'는 반복되지만, 이미 손상되어 소실된 모낭 세포는 스스로 복구되지 않는다. 세포의 죽음으로 인해 해당 부위에서는 더 이상 머리카락이 자라지 않으며, 현재까지는 죽은 모낭세포를 되살리는 근본적인 치료법은 개발되지 않았다.

최근 연구에서는 모낭의 재생능력이 생후 급격히 사라지는 핵심 원인을 밝혀냈으며, 특정 유전자 발현이나 대사경로 조절을 통해 이론적으로 모낭 재생을 유도하려는 시도가 진행 중이다. 그러나 일상적인 상황에서는 죽은 모낭을 자연적으로 되살릴 수 없으므로, 현재는 모발 이식이나 외부세포 이식 같은 의학적 시술만이 영구적 탈모 부위에 모발을 복원하는 방법으로 활용된다.

모낭세포는 한번 손상되어 죽으면 스스로 재생되지 않으므로, 탈모 예방과 남아 있는 모낭 건강관리가 매우 중요하다. 최신 연구에 따라 미래에는 인위적인 재생기술이 개발될 가능성이 있지만, 현재로서는 한번 죽은 모낭의 자연적 회복은 불가능하다는 것이 정설이다.

모낭세포 생존 검사 및 모낭 상태 진단과 관련된 검사는 주로 피부과에서 시행한다. 피부과에서는 두피와 모낭 상태를 전문적으로 진단하며, 트리코스코프 검사, 조직검사, 모낭 주사 치료, PRP 치료 등 탈모 및 모발 관련 다양한 치료와 정확한 모낭 진단이 가능하다. 모낭세포 생존 여부 평가 및 탈모 치료 계획 수립 역시 피부과에서 이루어진다.

SOD는 모낭세포를 직접 '살리는' 능력보다는 주로 강력한 항산화 작용을 통해 모낭세포 손상을 줄이고, 탈모 예방 및 개선에 도움을 주는 것으로 알려져 있다. SOD는 활성산소를 제거해 모낭세포를 각종 유해 인자로부터 보호한다. 이 과정에서 손상된 모낭의 산화 스트레스와 염증을 완화해, 이미 약해진 모낭 환경을 개선하고 모발 성장을 돕는 보조적 효과를 발휘할 수 있다.

임상 및 제품 적용 결과, SOD 성분을 이용한 두피 도포제 사용 시 일부 사용자에서 모발 밀도 증가 및 탈모 증상 완화가 관찰된 바 있으나, 이는 살아 있는 모낭이 남아 있는 경우에 한해서이다. 모낭세포가 '죽은' 경우 완전히 소실되거나 비가역적으로 죽은 모낭세포는 SOD 단독으로 다시 재생되는 사례는 없다.

SOD는 구조적으로 죽은 모낭 자체를 부활시키는 것이 아니라, 살아있는 또는 휴지기(비활성화) 상태의 모낭 환경을 항산화적으로 보호·개선하는 역할이 중심이다. 줄기세포 이식 등 재생의학적 치료와 달리, SOD는 근본적으로 죽은 모낭을 재생하는 '복원'까지는 아직 입증된 바 없다.

SOD는 보조적·예방적 소재로서 모낭 건강, 모발 성장 환경 조성, 탈모 진행 억제에는 확실히 유익하다. 이미 죽은 모낭을 완전히 '살리는' 방법은 아니지만, 남아있는 모낭세포가 손상·퇴화되지 않도록 돕는 데 SOD가 중요한 역할을 할 수 있다는 점은 과학적으로 받아들여지고 있다.

따라서 SOD는 남아있는 모낭의 보호 및 탈모 예방에는 효과적이지만, 한번 죽은 모낭을 단독으로 살리는 치료 효과는 없다는 것이 현재까지의 과학적 결론이다.

나와모 SOD 부스터는 탈모 증상이 진행 중인 상태에서 꾸준히 사용할 때 효과가 가장 좋다고 알려져 있다. 특히 탈모 초기에서 중기 단계(1~3단계)의 탈모 환자에게 두피 환경 개선과 모발 성장 촉진에 도움을 준다. 임상시험 결과에 따르면 24주간 사용 시 83.3%의 참가자가 모발 성장 효과를 경험했으며, 두피와 모근 세포 건강을 위한 항산화 효과가 뛰어나 탈모가 심하지 않고 모낭세포가 어느 정도 살아있는 상태에서 사용하는 것이 권장된다.

즉, 나와모 SOD 부스터는 탈모 초기 또는 중간 단계에서 꾸준히 사용하면 모발 밀도 증가 및 두피 건강 개선에 효과적이다.

1-2) 탈모에 도움이 되는 좋은 습관과 식단

탈모에 도움이 되는 식단은 모발 성장과 두피 건강에 필수적인 영양소를 충분히 섭취하는 것이 핵심이다. 다음과 같은 음식군과 영양소를 포함하는 식단이 유익하다.

단백질은 머리카락은 주로 단백질(케라틴)로 구성되므로, 닭고기, 생선, 달걀 등 고품질 단백질 섭취가 중요하다. 특히 달걀은 비오틴, 아연, 셀레늄, 비타민D 등 모발 건강에 필요한 영양소가 풍부하며, 모낭세포 성장을 자극한다.

오메가3 지방산은 연어, 고등어, 정어리, 방어 등 지방이 많은 생선에 들어있으며, 두피의 혈액순환을 개선하고 염증을 줄여 탈모 예방에 도움을 준다.

철분과 비타민C는 시금치, 콩, 견과류 같은 철분이 풍부한 식품을 섭취하고, 비타민C가 풍부한 오렌지, 딸기, 브로콜리 등을 함께 먹으면 철분 흡수를 돕고 두피에 산소 공급을 원활하게 해준다.

비타민E는 호두, 잣, 해바라기씨 등이 혈류 개선에 도움을 주어 스트레스성 탈모 예방에 효과적이다. 해조류는 미역, 다시마와 같은 해조류는 요오드, 철, 칼슘을 제공하여 두피와 모발 성장에 도움을 준다.

잡곡과 견과류는 현미, 조, 수수 등 잡곡과 각종 견과류는 아연, 구리, 비타민B군 등 모발 건강에 좋은 영양소를 공급한다. 항산화 식품은 녹차, 베리류(딸기, 블루베리 등)가 활성산소 제거와 두피 세포 보호를 통해 탈모 예방에 도움을 준다.

수분 섭취는 충분한 물 섭취도 두피 건강에 필수적이다. 이와 함께, 기름지고 맵고 짠 음식, 인스턴트 음식, 과도한 음주와 흡연은 탈모 위험을 높이므로 피하는 것이 좋다. 건강한 식단과 함께 스트레스 관리, 충분한 수면, 적절한 운동도 함께 실천하는 것이 탈모 예방에 더욱 효과적이다.

즉, 다양한 영양소를 균형 있게 섭취하는 식단이 머리카락 건강과 탈모 예방에 큰 도움이 된다. 대표 음식으로는 연어, 달걀, 시금치, 호두, 검은콩, 녹차, 해조류, 현미 등이 있다. 꾸준한 관리로 두피와 모발을 건강하게 유지해야 한다.

1-3) 탈모가 진행되는 나쁜 습관과 식단

탈모가 진행되는 나쁜 습관과 음식은 다음과 같다.

(1) 탈모가 진행되는 나쁜 습관

샴푸, 컨디셔너, 스타일링 제품을 과도하게 사용하면 두피 자극과 모발 손상이 발생할 수 있다. 자주 머리를 강하게 문지르거나 젖은 상태에서 거칠게 빗거나 수건으로 문지르면 모발이 약해지고 쉽게 끊어진다.

고데기, 드라이기 등의 열기구를 자주 사용하면 모발 단백질을 파괴해 부서지기 쉬운 모발을 만든다. 꽉 묶은 포니테일, 번 등은 모낭에 지속적인 긴장을 주어 '견인성 탈모'를 일으킬 수 있다. 흔들리는 머리 만지기, 자주 당기는 습관은 모근을 약화시키고 탈모를 촉진한다. 염색, 탈색, 펌 같은 시술은 두피와 모발에 손상을 주고 탈모 위험을 높인다.

흡연과 스트레스는 혈액순환 장애를 일으켜 두피 산소 및 영양 공급을 저해한다. 뜨거운 물로 머리를 자주 감으면 두피와 모발의 자연 보호막을 제거하여 모발이 건조해지고 손상된다.

(2) 탈모가 진행되는 나쁜 식단

고당분 및 정제 탄수화물 과다 섭취는 과도한 설탕과 흰 빵, 파스타 등은 인슐린 분비를 높이고 남성호르몬을 증가시켜 모낭 축소와 탈모를 유발한다.

트랜스지방과 포화지방이 많은 튀긴 음식은 두피 모공을 막고 염증을 유발해 모발 성장을 방해한다. 수은 함량이 높은 생선(참치, 청새치 등)은 수은 중독으로 단백질 균형이 깨져 탈모위험이 증가한다. 비타민 A 과잉은 모발 탈락을 촉진할 수 있다. 가공식품과 인공 감미료는 영양 불균형을 초래하고 두피 건강에 악영향을 준다. 과잉 음주도 탈수를 일으키고 모발 성장에 필요한 미네랄(철, 아연)을 감소시켜 탈모를 유발한다.

카페인 과다 섭취 및 불면은 수면 장애는 모발 성장 주기를 방해한다. 이 외에도 빠른 체중 감량, 영양 불균형, 철분·아연·비타민D 결핍 등도 탈모를 악화시키는 요인이다. 따라서 탈모 예방과 관리를 위해 위와 같은 나쁜 습관과 음식을 피하고, 균형 잡힌 영양 섭취와 두피 관리, 스트레스 조절이 중요하다. 꾸준한 생활 습관 개선이 머리카락 건강 유지에 큰 도움이 된다.

2) 피부는 왜 늙어 가는가?

2-1) 피부 건강에 좋은 습관과 식단

(1) 피부 건강에 좋은 습관

적절한 세안과 보습으로는 매일 아침과 저녁에 피부 타입에 맞는 순한 세안제를 사용해 먼지와 노폐물을 제거하고, 보습제로 피부 수분을 유지해야 한다. 자외선은 피부 노화와 손상의 주원인이므로 외출 시 SPF 30 이상의 자외선 차단제를 꼭 발라야 한다.

충분한 수면에서 7~8시간의 숙면은 피부 재생과 콜라겐 형성에 중요하다. 스트레스는 피부 염증과 트러블을 악화시킬 수 있으므로 명상, 운동, 취미 활동 등으로 관리하면 좋다. 금연, 과도한 음주 피하기, 규칙적인 운동으로 혈액순환을 촉진해 피부에 산소와 영양을 잘 공급하도록 한다. 손에 있는 세균 등이 피부 트러블을 유발할 수 있으니 얼굴을 자주 만지지 않는 것이 좋다.

메이크업 브러시와 스펀지는 정기적으로 세척해 세균 번식을 막아 피부 건강을 지켜야 한다. 이처럼 피부 건강은 균형 잡힌 영양 섭취와 바른 생활습관의 복합적 관리가 중요하다. 특히 항산화제가 풍부한 식품과 충분한 수분, 자외선 차단, 그리고 스트레스 관리가 피부를 촉촉하고 탄력 있게 유지하는 데 핵심 역할을 한다. 꾸준한 관리로 건강하고 빛나는 피부를 유지해야 한다.

(2) 피부 건강에 좋은 식단

피부 건강에 좋은 식단에 대해 알아보자. 연어, 고등어, 정어리 같은 지방이 많은 생선은 피부 두께와 탄력을 유지하고 염증을 줄여 피부를 건강하게 한다. 호두, 치아시드, 아마씨 등 식물성 오메가3도 좋다.

당근, 고구마, 노란색·빨간색 피망, 케일 등은 베타카로틴(체내에서 비타민A로 전환) 함량이 높아 피부 재생과 자외선 보호에 도움을 준다. 비타민C가 풍부한 식품은 감귤류, 딸기, 브로콜리, 토마토 등은 콜라겐 생성을 촉진해 피부 탄력과 건강을 유지하도록 돕는다.

항산화제 함유 식품에서 아보카도, 녹차, 베리류(블루베리, 딸기 등), 토마토, 다크초콜릿(70% 이상 코코아) 등은 활성산소 손상으로부터 피부를 보호하고 노화 방지에 효과적이다. 수분 함유 식품과 충분한 수분 섭취에서 오이, 수박, 사과 등 수분이 많은 채소와 과일과 함께 하루 6~8잔 이상의 물을 마시는 것이 중요하다.

단백질은 콩, 렌틸콩, 저지방 유제품, 살코기 등은 피부 세포 재생에 필수적이다. 건강한 지방과 견과류로는 올리브유, 해바라기씨, 아마씨, 견과류는 피부 건강에 좋고 염증 완화에 도움을 준다.

2-2) 피부 건강에 나쁜 습관과 식단

피부 건강을 나쁘게 하는 습관과 식단은 피부 노화, 염증, 건조함, 트러블 등을 유발하고 피부 탄력을 떨어뜨린다.

(1) 피부 건강에 나쁜 습관

피부 건강을 해치는 나쁜 습관으로 과다한 당분 섭취가 있다. 혈당 상승에 따른 활성산소 증가로 피부 콜라겐 손상과 노화를 촉진한다. 수면 부족은 피부 재생이 저해되고 탄력 저하를 초래한다. 과도한 스트레스는 염증과 피부 트러블 위험을 높인다. 지나친 운동은 오히려 노화를 촉진할 수 있다.

자외선 차단에 소홀하면 콜라겐 파괴, 주름과 기미 생성, 피부 노화를 가속한다. 얼굴 자주 만지면 손의 세균이 피부에 옮겨져 염증과 여드름을 유발할 수 있다. 잦은 세안과 강한 문지름은 피부 장벽 손상과 수분 증발로 건조, 잔주름 유발한다.

수분 섭취 부족은 피부 건조와 탄력 저하 위험 증가한다. 흡연은 혈관 수축과 산소 공급 저하로 피부 칙칙해지고 노화 촉진한다. 자주 손대는 무표정과 거북목 자세는 얼굴 근육 사용 저하 및 주름 증가한다.

(2) 피부 건강에 나쁜 식단

피부 건강에 나쁜 식단은 튀긴 음식과 고열 조리 음식으로는 활성산소와 독소(AGEs) 생성으로 피부 노화 촉진한다. 과도한 설탕 및 정제 탄수화물은 콜라겐과 엘라스틴 기능 저하 및 피부 탄력 손상시킨다.

 가공육과 짠 음식은 염증 증가와 피부 건조, 콜라겐이 손상되고 위험하다. 술과 카페인 과다 섭취는 탈수를 유발해 피부가 건조하고 노화가 빨라진다. 유제품은 일부 사람에서 여드름 및 피부 트러블 악화 가능성 있다.

 초콜릿(설탕과 우유 함유 제품)은 설탕과 유제품 함량이 높으면 피부 문제를 유발한다. 트랜스 지방과 포화지방은 염증 촉진, 피부 자외선 민감도가 증가한다. 매운 음식이 과다하면 피부 염증과 열을 유발해 노화가 가속된다.

 냉동식품 및 가공식품은 영양소 손실과 화학첨가물이 피부에 악영향을 끼친다. 이런 습관과 음식은 피부의 콜라겐과 엘라스틴을 손상시키고, 피부 수분을 빼앗아 탄력을 떨어뜨리며, 염증과 피부 트러블을 유발해 건강한 피부를 망친다. 피부 건강을 위해 앞서 말한 습관과 음식을 피하고, 충분한 수면과 수분 섭취, 자외선 차단 그리고 균형 잡힌 영양 섭취가 필수적이다. 특히 당분과 짠 음식, 가공육, 과도한 술과 카페인 섭취는 줄이는 것이 좋다.

3) 몸은 93세이지만 60대처럼 보이는 저속노화와 활력의 비결

철저한 자기관리로 빚어낸 '최강 동안' 가천대 이길여 총장의 저속노화와 활력의 비결을 살펴보자.

1932년생, 90대 중반을 넘긴 지금도 젊은이 못지않은 에너지를 자랑하는 이길여 총장은 91세 때 싸이 콘서트에서 '말춤'을 추는 영상이 100만 뷰를 돌파하며 화제가 되었고, '동창회 사진'에서는 비슷한 연배의 친구들 사이에서 '딸'처럼 젊어 보인다는 감탄을 자아냈다.

그녀가 밝히는 젊음의 비결은 한마디로 "특별할 것 없는 일들을 오랫동안 꾸준히 실천하는 것"이다. 매일 1.5L 이상의 물을 마시고, 커피 대신 차를 즐기며, 집 안 곳곳에 가습기를 사용하는 것이 그의 일상이다. 10여 년 전부터는 피부과 레이저 시술로 피부 관리에도 신경 쓰고 있다.

하지만 무엇보다 핵심은 매일 아침 스트레칭과 1시간 이상의 산책 같은 규칙적인 운동, 그리고 스트레스를 잘 받지 않는 긍정적인 성격이다. 이 총장은 말한다.

"중요한 것은 단순하고 평범한 습관을 꾸준히, 습관처럼 실천하는 것." 이는 움직임 속에 삶이 있음을 보여주는 실천이기도 하다.

그녀는 스트레스를 긍정적으로 받아들이고, 몸과 마음에 부담을 두지 않는다.

"걱정하거나 남을 탓하지 않고, 내 일에 최선을 다한다."라는 삶의 태도는 오랜 젊음의 비결이다.

그는 의사, 의료경영자, 교육자로서 70년 넘게 새로운 도전을 멈추지 않았다. 뚜렷한 목표와 열정, 현재에 충실한 태도가 활력의 원천이 되었다.

"결혼했다면 남편·자식에게 매달렸겠지만, 내 길을 한 번도 뒤돌아본 적 없다. 다시 태어나도 같은 길을 걷고 싶다."
또한 그는 비혼(非婚)을 선택한 자기 주도적 삶을 살았다. 스스로에 대한 만족감과 자기주도적인 삶이 청춘의 원천이었다.

나이를 잊은 채 후학, 동료, 대중과 적극적으로 소통하고 활동하는 것이 그녀가 말하는 젊음과 생명력의 핵심이다.

■ 저속노화(Slow Aging)란 무엇인가?

'저속노화'는 단지 외모의 젊음을 의미하지 않는다. 신체 내부에서 활성산소와 염증을 줄이며 세포 건강을 유지하고, 노화 속도를 늦추는 전반적인 생물학적 과정이다.

저속노화와 SOD(Superoxide Dismutase)의 관계는 항산화 및 세포 보호 기능을 통해 노화 속도를 늦추고 세포 손상을 방지하는 데 중요한 역할을 한다고 알려져 있다. SOD와 저속노화SOD는 체내에서 활성산소(ROS)를 제거하여 산화 스트레스를 감소시키고, 이로 인해 세포의 기능 유지와 노화 지연에 도움을 준다. 산화 스트레스는 노화와 퇴행성 질환의 주요 원인 중 하나로 꼽힌다.

연구에 따르면, 나이가 들수록 체내 SOD 활성은 감소하는데, 이 감소가 세포 손상과 기능 저하를 가속화해 노화를 촉진한다고 한다. SOD 효소를 보충하거나 활성도를 높이는 것은 세포의 산화적 손상을 방지하여 피부 노화, 근감소증, 골다공증 같은 노화 관련 질환 예방에 효과적일 수 있다. 저속노화(슬로우에이징)는 단순히 외모의 젊음을 유지하는 것이 아니라 신체 내부에서 활성산소와 염증을 줄이며 건강한 세포 환경을 유지함으로써 노화 속도를 늦추는 개념이며, SOD가 이 과정에서 핵심적인 역할을 한다. 따라서 SOD는 저속노화의 중요한 생체 효소로, 꾸준한 섭취와 관리로 체내 항산화 방어력을 강화하여 노화 진행을 늦추고 건강한 노년을 맞는 데 도움을 준다고 할 수 있다.

면역 체계의 핵심 요소 중 하나인 SOD(Superoxide Dismutase) 효소는 단순한 항산화제를 넘어선 중요한 생물학적 역할을 수행한다. SOD가 활성산소(reactive oxygen species, ROS)를 효과적으로 제거함으로써 체내 산화 스트레스를 감소시키고, 체세포가 원래의 건강했던 상태로 회복할 수 있도록 면역 반응을 조절하는 메커니즘을 고찰한다.

특히, SOD가 촉발하는 면역계 초기 현상인 호전 반응을 중심으로, SOD 효소가 재생과 면역 균형 회복에 어떻게 기여하는지 심층 분석하였다. 기존 항산화물질과 달리 SOD만이 이러한 생물학적 반응을 가능케 함을 강조하며, SOD가 단순 항산화효소 이상의 면역학적 치료 기능을 갖추고 있음을 제안한다. 활성산소는 면역 반응과 염증 과정에서 생성되며, 과도한 활성산소는 조직 손상과 만성 염증의 원인이 된다.

SOD는 체내에서 슈퍼옥사이드 라디칼을 과산화수소와 산소로 분해하여 산화적 손상을 방지하는 동시에, 세포 내 신호전달 경로에 작용하여 면역 조절과 재생을 동시에 수행한다. 이러한 생리학적 과정에서 면역계는 몸의 변화를 감지하여 손상 부위를 원래의 정상 상태로 되돌리려 시도하며, 이때 일시적인 증상 악화인 호전 반응이 나타난다. 호전 반응은 면역계가 활성화되어 병소 치유를 위해 재조절하는 자연스러운 현상으로, 단순 항산화제로는 유발할 수 없는 복합적 생리 현상이다. SOD 효소가 면역 반응을 활성화하고 재생 메커니즘을 촉진하여 신체가 '예전의 건강한 상태'로 회복하는 데 필수적인 역할을 수행함을 지지하며, 향후 임상적 적용 및 치료법 개발에서 SOD의 면역 활성 메커니즘 연구가 중요한 혁신적 열쇠가 될 것으로 기대된다.

면역의 핵심 역할을 하는 SOD(Superoxide Dismutase) 효소는 단순한 항산화물질과는 달리, 우리 몸이 원래의 건강한 상태로 회복하려는 생물학적 반응을 촉진하는 독특한 효소이다. 이러한 특성은 기존 항산화물질로는 설명이 불가능하며 오직 SOD 효소만이 보이는 면역 조절 메커니즘이라 할 수 있다.

SOD는 활성산소(ROS) 중 대표적인 독성 물질인 슈퍼옥사이드 라디칼을 과산화수소 및 산소로 변환시키는 촉매 역할을 하여 산화적 스트레스를 감소시키고 조직 손상을 방지한다. 동시에 세포 내 신호전달 체계에 작용하여 면역 반응과 재생 과정을 조율한다.

연구에 따르면, SOD는 면역계의 항상성을 유지하며, 면역자극에 따른 자연 치유와 조직복구 반응을 유도할 수 있는 주요 인자임이 확인되었다. 결국, SOD 효소는 우리 몸이 예전의 건강 상태로 레벨 업을 시도하는 강력한 생물학적 조절자로서, 체내 면역 균형 회복과 재생에 필수적이며, 항산화물질로 한계가 있는 면역 강화 및 치유 메커니즘의 핵심이라는 점에서 유일무이한 존재이다. 이런 이유로 SOD 효소는 항산화 이상의 면역학적 기능을 수행하며, 생물학적 면역조절과 치료 효과를 설명하는 데 불가결한 요소라 할 수 있다.

텔로미어가 짧아져 세포 노화가 진행되어도 다시 20대의 상태로 완전 회복하는 것은 어렵지만, SOD(슈퍼옥사이드 디스뮤타제)를 꾸준히 섭취하면 활성산소를 효과적으로 제거하여 산화 스트레스를 줄이고 세포 손상을 완화할 수 있다. 이로 인해 세포 기능 저하 속도를 늦추고, 신체 노화 과정을 지연시키는 저속노화(slowl aging)가 가능해진다. 즉, SOD는 완전한 젊음 회복보다는 노화 속도를 줄이고 건강한 세포 환경을 유지하는 데 중요한 역할을 한다고 할 수 있다.

세포 종류	평균 재생 주기
장 세포	2~3일
위 세포	2~7일(1주 미만)
폐 표면 세포	14~21일
피부 표피 세포	약 28일(4주)
지방 세포	약 90일(3개월)
적혈구	약 120일(4개월)
간 세포	50~180일(2~6개월)
모발 세포	3~6년
골격 세포	7~10년
심장 줄기 세포	약 20년

나이가 들수록 인체 세포 재생 속도는 전반적으로 느려진다.

어린 시기~20대에는 세포 분열과 재생 능력이 가장 활발하여 손상 회복과 조직 재생이 빠르다. 이 시기에는 피부, 장기, 근육 등 대부분 세포가 건강하게 빠른 속도로 교체된다.

30~50대 중년기에는 점진적으로 세포 재생 능력이 저하되기 시작한다. 피부 탄력 감소, 미토콘드리아 기능 저하, 세포 내 활성산소 증가가 나타나며, 일부 노화 현상이 시작된다.

60대 이후 노년기에는 세포 재생이 현저히 느려진다. 면역력 약화, 조직 손상 회복 저하, 만성 염증 증가 등이 나타나며 피부 주름과 골밀도 감소 같은 노화 증상이 뚜렷해진다. 뇌세포 등 일부 세포는 거의 재생되지 않기도 한다.

분자적 원인으로는 DNA 복구 효소 감소, 활성산소 축적, 텔로미어 단축, 줄기세포 기능 저하 등이 세포 재생 속도 저하와 연결된다. 건강한 식습관, 규칙적 운동, 항산화제 섭취 등으로 세포 재생 속도 저하를 일부 지연시킬 수 있다.

장 세포와 위 세포는 소화기관 내강을 보호하는 상피세포로 빠르게 교체된다. 피부 세포는 외부 환경에 지속 노출되어 약 4주 주기로 교체되는 반면, 지방, 간, 적혈구 등은 몇 개월 단위로 재생된다. 머리카락 모낭 세포와 뼈 세포 같은 조직은 수년에 걸쳐 천천히 재생되며, 심장 줄기 세포는 20년 이상의 긴 주기를 가진다. 세포 재생 속도는 나이, 건강 상태, 환경 요인 등에 따라 변동할 수 있으며, 평균적인 수치이다.

SOD(초과산화물 불균등화효소)는 인체 세포 재생과 밀접한 관계가 있다. SOD는 인체 내에서 강력한 항산화효소로 작용하여 활성산소(ROS)를 제거한다. 활성산소는 세포 손상과 노화의 주요 원인 중 하나이다.

활성산소가 과다하면 세포 내 DNA, 단백질, 지질 등이 손상되어 세포 기능 저하, 세포사멸(아포토시스), 재생 지연을 초래한다. SOD가 활성산소를 중화시키면, 세포 손상이 감소하고 세포 내 환경이 안정화되어 세포가 정상적으로 재생되고 기능할 수 있는 조건이 만들어진다.

즉, SOD는 세포 재생 속도를 직접적으로 증가시키기보다는 세포 손상을 예방하고 재생 환경을 개선해 간접적으로 재생력을 향상시키는 역할을 한다. 특히 노화와 스트레스, 만성질환 등에서 SOD의 역할이 중요한데, 나이가 들수록 SOD 생성이 줄어들어 산화 스트레스가 커지고, 이로 인해 세포 재생 능력도 저하된다.

여러 연구에서 SOD 보충 및 활성화가 조직 손상 회복과 면역 기능 향상, 항염증 효과, 세포 건강 유지에 기여함이 입증되었다. SOD는 인체 세포 재생에 있어 필수적인 보호 인자이며, 세포 재생의 효율과 속도를 간접적으로 높이는 중요한 생리 활성 물질이다.

3-1) 우리 몸을 건강하게 하는 습관과 식단

건강을 유지하고 질병을 예방하려면 일상에서 실천할 수 있는 바른 습관과 식단 관리가 중요하다. 다음 내용을 통해 우리 몸을 건강하게 만드는 생활 방식을 알아보자.

(1) 몸에 좋은 습관
지나친 설탕, 정제 탄수화물, 가공식품, 트랜스지방과 포화지방 섭취 줄이기, 과도한 음주와 흡연 피하기, 건강한 생활습관, 규칙적인 운동도 중요하다. 유산소와 근력 운동을 주 3~5회 이상 꾸준히 하면 심혈관 건강 증진과 체중 조절에 효과적이다.

충분한 수면이 중요하다. 7~8시간 정도의 숙면은 면역력 강화와 신체 회복에 필수이다. 스트레스 관리하는 방법은 명상, 요가, 취미 활동 등으로 정신 건강을 유지한다. 자외선 차단하면 피부 건강과 전반적인 노화를 예방한다. 적절한 체중 유지하면 비만이나 과체중은 여러 만성 질환 위험을 높인다. 안전한 위생과 습관을 가지고 손 씻기, 규칙적인 치아 관리 등 기본 위생 수칙 준수해야 한다.

(2) 몸에 좋은 식단

건강한 식단으로는 균형 잡힌 영양소 섭취와 탄수화물, 단백질, 지방을 골고루 섭취하되, 특히 단백질은 근육과 조직 재생에 필수적이다. 생선, 닭고기, 콩류 등이 좋은 단백질 공급원이다.

풍부한 채소와 과일은 다양한 비타민, 미네랄, 항산화제를 공급하며 면역력 강화와 질병 예방에 도움이 된다. 건강한 지방을 섭취하며 오메가3 지방산이 풍부한 연어, 고등어, 아마씨, 견과류 등은 혈관 건강과 염증 완화에 효과적이다.

충분한 수분을 섭취해서 하루 6~8잔 이상의 물을 마셔 체내 노폐물 배출과 세포 기능 유지에 도움을 준다. 섬유질 풍부한 식품인 현미, 잡곡, 채소, 과일 등은 소화 건강과 혈당 조절, 콜레스테롤 관리에 좋다. 항산화제 풍부한 식품으로 녹차, 베리류, 다크초콜릿, 토마토 등은 활성산소로부터 세포를 보호한다.

이처럼 좋은 식단과 생활습관을 꾸준히 실천하면 몸 전체 건강을 증진시키고 만성 질환 예방에 크게 기여할 수 있다. 균형 잡힌 영양과 함께 꾸준한 신체 활동, 충분한 휴식, 스트레스 관리가 건강한 삶의 핵심이다.

3-2) 우리 몸을 나쁘게 하는 습관과 식단

우리 몸을 나쁘게 하는 습관과 식단은 전반적인 건강 악화와 만성 질환 위험 증가를 초래할 수 있다. 몸에 나쁜 습관은 과도한 설탕 및 정제 탄수화물 섭취하면 혈당 급증과 인슐린 저항성을 유발해 비만, 당뇨, 심혈관 질환 위험을 높인다.

(1) 몸에 나쁜 습관

가공식품과 인스턴트 음식 과다 섭취는 나트륨, 트랜스지방, 인공첨가물 함유로 혈압 상승, 염증 증가, 대사 장애를 일으킨다. 과도한 음주와 흡연하면 간 손상, 폐 기능 저하, 혈관 건강 악화, 각종 암 발생 위험을 크게 높인다. 수면 부족과 불규칙한 생활은 면역력 저하, 신진대사 장애, 정신 건강 악화, 체중 증가 등을 초래한다.

운동 부족은 비만과 근육 위축, 심혈관계 질환 위험 증가와 인슐린 민감도 저하로 이어진다. 과도한 스트레스가 혈압 상승, 염증성 반응, 정신 건강 문제와 면역력 저하를 유발한다. 과도한 카페인 섭취와 불규칙한 식사는 소화 문제, 신경과민, 영양 불균형으로 건강에 악영향을 미친다.

(2) 몸에 나쁜 식단

고지방, 특히 트랜스지방과 포화지방 과다 섭취하면 동맥경화, 심장병, 콜레스테롤 수치 상승 유발한다. 과도한 소금 섭취는 고혈압, 신장 부담, 심혈관계 질환 위험 증가하며 고당분 식품은 인슐린 분비 과잉, 당뇨병과 대사증후군 촉진한다.

가공육과 인공 첨가물 많은 식품은 암과 염증 유발 가능성이 증가하고 과도한 카페인과 당분이 포함된 음료를 마시면 탈수, 혈당 변동, 체내 산성화 가능성이 있다. 영양 불균형 식사를 하면 비타민, 미네랄 결핍으로 면역력 저하와 만성 피로를 초래한다.

이러한 나쁜 습관과 식단을 피하고, 균형 잡힌 영양소 섭취와 규칙적인 생활습관을 유지하는 것이 우리 몸의 건강을 지키는 데 매우 중요하다. 건강한 식단과 적절한 운동, 충분한 수면, 스트레스 관리가 함께 이루어질 때 최상의 건강 상태를 유지할 수 있다.

4) 사람은 왜 살이 찌는 걸까?

4-1) 살이 빠지는 습관과 식단

살이 빠지는 식단과 습관에 대해 효과적이고 건강한 방법을 알아보자.

(1) 살이 빠지는 습관

살이 빠지는 생활 습관으로는 규칙적인 식사와 천천히 먹어야 하고 일정한 시간에 세끼 식사하고, 음식을 천천히 충분히 씹어 포만감을 느끼면서 식사량을 줄인다.

충분한 수분 섭취는 체내 노폐물 배출과 신진대사 활성화를 위해 하루 6~8잔 이상 물을 마신다. 적절한 운동 병행하면 유산소 운동과 근력 운동을 주 3~5회 꾸준히 하여 체지방 감소 및 근육량 유지를 도와 기초대사량을 높인다.

스트레스는 식욕과 체중에 영향을 미치므로 명상, 취미 활동 등으로 관리하고, 7~8시간 숙면을 취해 신체 회복을 돕는다.
간식은 단백질 위주로 소량 섭취하고 고단백 간식을 적당히 먹어 신진대사 활성화를 돕고 허기 조절에 도움을 준다.

공복 시간 유지하려면 밤 8시 이후 음식 섭취를 자제하고 14시간 이상의 공복을 유지하는 간헐적 단식도 체지방 감량에 효과적이다. 나쁜 습관은 피하고 과도한 설탕, 가공식품, 과식, 늦은 시간 야식, 음주 과다 섭취를 피하는 것이 중요하다.

(2) 살이 빠지는 식단

살이 빠지는 식단은 단백질과 식이섬유 풍부한 식품을 섭취하는 것이다. 콩, 검은콩, 달걀, 생선, 닭고기 등 단백질이 많은 음식은 포만감을 오래 유지해 식사량을 줄이고 근육량 유지에 도움이 된다. 식이섬유가 풍부한 채소와 잡곡도 소화를 늦추고 포만감을 제공한다.

저칼로리, 마이너스 칼로리 식품 활용하면 좋다. 미역, 다시마 같은 해조류는 칼로리가 낮고 포만감을 주며 지방 흡수를 막는 성분이 있어 체중 감량에 유리하다. 건강한 지방 섭취에서는 아보카도, 견과류, 올리브유 등 불포화 지방은 지방 대사 개선과 내장지방 감소에 효과적이다.

토마토, 양배추, 고추, 브로콜리, 당근 등 항산화제와 비타민이 풍부한 식품은 체지방 감소와 건강 유지에 도움을 준다. 현미, 콩류, 잡곡 같은 복합탄수화물을 중심으로 하고 정제된 흰쌀밥이나 흰 빵, 설탕, 가공식품 섭취는 줄인다. 적정 칼로리 섭취를 유지하여 하루 1,200~1,500kcal 정도를 목표로 하되, 균형 잡힌 영양소 비율(탄수화물, 단백질, 지방)을 유지하는 것이 중요하다.

이처럼 식단과 생활 습관을 건강하게 조절하면 무리하지 않고 지속 가능한 다이어트가 가능하며, 요요 현상을 줄이고 체중 감량을 효과적으로 유지할 수 있다. 꾸준함이 가장 중요하며, 균형 잡힌 영양과 운동을 병행하는 것이 핵심이다. 필요시 전문가 상담을 통해 개인 맞춤 계획을 세우는 것도 권장된다.

4-2) 살이 찌는 습관과 식단

(1) 살이 찌는 습관

운동 부족으로 신진대사와 에너지 소비가 줄어들어 칼로리가 지방으로 저장되기 쉽다. 불규칙한 식사와 과식하면 식사 시간을 거르고 한꺼번에 많이 먹는 것은 체지방 증가로 이어진다.

스트레스 및 수면 부족하면 스트레스 호르몬(코르티솔)과 수면 부족은 식욕을 증가시키고 지방 축적을 촉진한다. 과도한 가공식품 섭취하면 식품첨가물과 나트륨이 많아 체내 염증과 부종이 발생할 수 있다.

(2) 살이 찌는 식단

살이 찌는 식단은 과도한 칼로리 섭취이며 하루 에너지 소비량보다 많은 칼로리를 섭취하면 체지방이 축적되어 살이 찐다.
흰쌀밥, 흰 빵, 설탕, 정제된 과자, 패스트푸드 등 단순 탄수화물이 많으면 인슐린 분비가 증가해 지방 저장이 촉진된다.

고지방, 특히 트랜스지방과 포화지방 많은 음식은 좋지 않다. 튀긴 음식, 가공 육류, 라면, 마가린 등은 체내 지방 축적과 염증을 유발해 체중 증가에 영향을 미친다. 설탕이 많이 든 음료와 과자류는 빠른 에너지 공급 후 혈당 급락으로 계속 먹게 만드는 식욕 증가를 일으킨다.

밤늦게 먹는 음식은 소화와 대사에 불리해 지방이 축적되기 쉽다. 알코올은 고칼로리이며 과다하게 섭취할 시 지방 대사를 방해해 복부비만을 유발한다.

살이 찌는 식단과 습관을 개선하려면, 균형 잡힌 식사와 규칙적인 운동, 충분한 수면, 스트레스 관리를 병행하는 것이 중요하다. 필요시 전문가 상담을 통해 맞춤형 관리 계획을 세우는 것도 효과적이다.

5) 사람은 왜 당뇨에 걸리는 걸까?

5-1) 당뇨에 좋은 습관과 식단

당뇨에 좋은 식단과 생활 습관은 혈당을 안정적으로 관리하고 합병증을 예방하는 데 핵심적이다.

(1) 당뇨에 좋은 습관

규칙적인 식사가 중요한데 매일 일정한 시간에 비슷한 양을 규칙적으로 먹고, 과식 또는 폭식은 피한다. 체중의 5~10%만 감량해도 혈당 조절 능력이 크게 향상된다.

빠르게 걷기, 자전거, 수영 등 유산소 운동을 주 150분(하루 30분씩 주 5일) 이상 실천하고 근력 운동도 함께 한다.

불규칙한 수면과 만성 스트레스는 인슐린 저항성을 높이므로 충분한 수면·명상 등으로 관리한다. 흡연과 과음은 합병증 위험을 높이니 반드시 피한다.

정기 검진·자기관리가 중요하다. 정기적으로 의료진의 진료를 받고, 혈당·혈압·콜레스테롤 수치를 확인한다. 혈당을 급격히 올리는 정제 탄수화물이나 단 음식, 가공식품에 특히 유의하고, 꾸준한 운동 및 체중 조절이 병행될 때 가장 효과적인 당뇨 관리가 가능하다.

(2) 당뇨에 좋은 식단

당뇨에 좋은 식단은 탄수화물 줄이고 복합당을 선택한다. 백미, 흰빵, 떡 등 정제 탄수화물은 피하고, 현미·귀리·퀴노아 등 통곡물과 저당지수(GI) 식품을 선택한다.

채소와 식이섬유 충분히 섭취하고 시금치, 브로콜리, 토마토, 콩나물 등 녹황색 야채 위주로 섭취하면 식이섬유가 혈당 급상승을 막아준다. 단백질은 생선, 콩류, 저지방 육류 위주로 섭취한다. 등 푸른 생선(오메가3 풍부), 두부, 달걀, 닭가슴살 등은 혈당 유지와 혈관 건강에 좋다.

지방은 양질의 불포화지방산으로 섭취한다. 올리브유, 견과류, 아보카도 등은 혈관 보호에 도움이 되며, 포화지방(삼겹살, 소시지, 아이스크림 등)은 피해야 한다. 소금·설탕은 제한한다. 젓갈, 절임류, 가공식품, 단 음료(설탕, 꿀, 시럽류)는 가능한 한 줄인다. 과일은 혈당을 급격히 올릴 수 있으므로 한 번에 많은 양을 피하고, 사과·베리류·자몽 등 저당지수 과일 위주로 소량 섭취한다.

5-2) 당뇨에 나쁜 습관과 식단

(1) 당뇨에 나쁜 습관

한 번에 많은 양을 섭취하거나 식사 시간 불규칙, 야식 섭취는 혈당 조절을 매우 어렵게 만든다. 꾸준한 운동이 없으면 포도당이 에너지로 소모되지 않아 고혈당·체중 증가 위험이 크다.

만성 스트레스와 수면 부족은 호르몬 균형을 깨뜨려 인슐린 저항성과 혈당을 모두 악화시킨다. 담배와 과음은 췌장, 신장, 혈관을 손상시켜 합병증 위험을 높인다.

혈당, 혈압, 콜레스테롤 관리와 규칙적 의료진 상담이 없이 방치하면 합병증이 쉽게 진행될 수 있다. 이런 식단과 습관을 피하는 것이 당뇨병 관리와 합병증 예방에 매우 중요하다.

(2) 당뇨에 나쁜 식단

당뇨에 나쁜 식단과 습관은 혈당 조절을 어렵게 하고 합병증 위험을 높이니 꼭 주의가 필요하다. 흰쌀밥, 흰 밀가루(라면, 빵, 국수, 케이크 등), 파스타 등은 정제됨으로써 식이섬유·영양소가 제거되고, 소화·흡수가 빨라 혈당을 급격히 올린다.

청량음료, 가당 커피, 과일주스, 에너지음료 등은 설탕 함량이 매우 높아 혈당이 빠르게 상승한다. 하루 권장 당류 섭취량을 컵 1잔으로도 넘길 수 있다. 치킨, 감자튀김, 도넛, 머핀, 인스턴트 가공식품 등은 트랜스지방과 포화지방 함량이 높아 인슐린 저항성 및 만성염증을 유발한다.

햄·소시지·베이컨·패스트푸드는 포화지방, 소금, 방부제가 많아 췌장에 부담을 주고 혈당 및 인슐린 저항성을 악화시킨다. 쇠고기, 돼지고기, 양념치킨 등 동물성 기름의 과다 섭취는 체중 증가·인슐린 저항성 증가와 직접 연결된다. 사탕, 초콜릿, 과자 등은 단순당이 많고 식이섬유는 거의 없어 혈당 변동을 크게 만든다.

6) 남성은 왜 성기능이 약해지는가?

6-1) 남성의 성기능이 강해지는 습관과 식단

(1) 남성의 성기능이 강해지는 습관

하체 근육을 강화하는 조깅, 사이클, 테니스, 헬스 등은 혈액순환 개선과 테스토스테론 분비를 활성화하여 성기능 향상에 중요하다. 규칙적으로 성생활을 실천하면 남성의 혈관 건강, 음경의 퇴화 방지, 남성호르몬 분비 촉진, 심리적 자신감 증진 등이 이루어진다.

밤 10시~새벽 1시 사이 성장호르몬 및 남성호르몬이 왕성하게 분비되므로 규칙적인 숙면 습관이 성기능 강화에 도움이 된다. 감기약, 위장약 등 불필요한 약물 남용은 성기능 저하를 초래할 수 있으므로 꼭 필요한 약 외에는 복용을 삼가야 한다.

항문괄약근에 힘을 주고 풀어주는 반복 운동은 하체와 골반 주위 근육을 강화하여 성기능 향상에 도움을 준다. 하루 10분 정도 꾸준히 실시하는 것이 좋다. 지중해식, 채식 위주 식단과 굴, 부추, 장어, 마늘 등 영양소 풍부한 정력 강화 음식 섭취해야 한다.

중·하체 근력 운동 및 유산소 운동, 숙면, 규칙적 성생활, 약물 남용

자제, 괄약근 운동을 생활습관화가 있다. 이러한 식단과 습관은 남성의 성기능뿐 아니라 전반적인 건강 증진에도 효과적이다.

(2) 남성의 성기능이 강해지는 식단

여러 연구에서 과일, 채소, 통곡물, 생선, 건강한 지방(올리브유, 오메가3 등)을 충분히 섭취하는 지중해식 식단이 남성의 성기능 향상과 발기부전 예방에 매우 효과적인 것으로 나타났다. 붉은 고기 섭취를 줄이고, 과일·채소·콩류를 중심으로 식사를 구성하는 것이 좋다. 한국형 지중해식 식단 역시 유사한 효능을 보였다.

마그네슘, 셀레늄이 풍부한 식품은 혈류와 남성호르몬 생성에 도움이 된다. 마그네슘은 등 푸른 생선, 견과류, 콩에 많으며, 셀레늄 역시 등 푸른 생선에 풍부하다. 천연 정력 강화 식품으로는 바나나, 셀러리, 부추, 아스파라거스, 양배추, 돼지고기, 굴, 해조류, 토마토, 당근, 호박씨, 달걀, 땅콩, 목이버섯, 장어, 마늘 등은 혈액순환 개선, 테스토스테론(남성호르몬) 분비 촉진, 체력 강화 등에 도움을 준다. 특히 굴은 아연 함유로 테스토스테론과 정자 생성에 매우 좋다고 알려져 있다.

최근 연구에 따르면 과일, 채소, 견과류, 곡류 중심의 식물성 식단이 성욕, 발기력, 성생활 개선에 긍정적 영향을 미친다고 밝혀졌다.

6-2) 남성의 성기능이 약해지는 습관과 식단

(1) 남성의 성기능이 약해지는 습관

담배의 니코틴은 음경 동맥을 수축시키고 남성호르몬 분비를 방해한다. 장기간 흡연은 성기능 장애 위험을 크게 높인다. 만성 스트레스는 음경 혈관과 근육의 탄력을 없애고 발기부전·성욕 감소로 이어진다. 해소되지 않은 스트레스는 심각한 성기능 저하로 발전할 수 있다. 오랫동안 앉아서 지내거나 운동량 부족은 혈류 장애, 정자 수 감소, 성욕 저하로 이어진다. 하버드대 연구에 따르면 TV를 과다 시청하는(20시간 이상/주) 남성의 정자 수가 현저히 낮았다는 결과가 있다.

꽉 끼는 속옷이나 바지 착용은 고환 온도를 올리고 혈류를 저하시켜 정자의 질을 떨어뜨린다. 헐렁한 속옷이 상대적으로 더 건강에 좋다. 과식을 자주 하면 몸의 에너지가 소화에 치중되어 성욕이 감소하고, 복부비만 등은 실제로 남성호르몬 감소·성기능 장애에 영향을 준다. 커피, 에너지 음료 등에서 나오는 과한 카페인은 호르몬 불균형을 유발해 성욕 및 정력에 악영향을 줄 수 있다. 과도하게 혼자만의 시간, 지나치게 자주 자위를 하는 것도 일시적으로 성욕 저하, 성기능 감퇴로 이어질 수 있다.

과음, 흡연, 패스트푸드, 운동 부족, 좌식생활은 성기능 저하를 초래할 수 있으니 주의해야 한다. 탄수화물·당류·포화지방이 많은 음식과 지나친 알코올, 흡연, 과한 카페인 등은 줄여야 한다. 규칙적인 운동,

스트레스 관리, 충분한 숙면 등이 남성 성기능을 지키는 데 도움이 된다. 고지방·당류·정제 탄수화물·패스트푸드·술·담배·좌식생활·과식·타이트한 옷·과음·운동 부족 등은 남성 성기능을 떨어뜨리는 식단과 습관이다. 이를 피하고 건강한 식습관, 운동, 스트레스 관리 등을 생활화하는 것이 중요하다.

(2) 남성의 성기능이 약해지는 식단

남성 성기능이 약해지는 식단은 정제 탄수화물·설탕, 흰쌀밥·밀가루·패스트푸드이다. 흰쌀밥, 밀가루, 빵 등과 같이 정제된 탄수화물과 설탕이 많이 들어간 음식은 체내 당 분비 문제, 혈관 건강 악화, 남성호르몬 저하, 성욕 감소를 유발할 수 있다. 패스트푸드, 기름지고 단 음식 등도 피해야 한다.

과도한 동물성 지방, 포화지방, 소시지, 베이컨, 버터, 치즈, 튀긴 음식 등은 혈관을 막고 동맥경화를 촉진시켜 성기능을 떨어뜨릴 수 있다. 포화지방의 과다 섭취는 남성호르몬 생성에 악영향을 준다.

생고사리에는 타킬로사이드, 브라켄톡신 같은 유해 성분이 있어 남성 건강·정력에 나쁠 수 있으므로 조리되지 않은 고사리의 섭취를 삼가야 한다. 과도한 알코올 섭취는 남성호르몬 생성이 방해받고, 교감신경 마비로 성적 쾌감도 떨어지며 성기능 저하까지 이어질 수 있다. 콩, 두부에는 식물성 에스트로겐(이소플라본)이 많아 테스토스테론(남성호르몬) 분비를 억제할 수 있다.

SOD
super Oxide Dismutase

6

인간은 과연
몇 세까지 살 수 있을까?

1) 공식 최장수 기록자 - 프랑스 잔 루이즈 칼망 122세

프랑스의 잔 루이즈 칼망(Jeanne Louise Calment)은 1875년 2월 21일에 태어나 1997년 8월 4일에 사망하여 만 122세 164일을 살았으며, 공식 확인된 최장수 기록자로 기네스 세계기록에 등재되어 있다.

그녀는 19세기 후반부터 20세기 말까지 근현대사의 많은 주요 사건들을 직접 경험한 인물로, 예를 들어 드레퓌스 사건, 제1차 세계대전, 제2차 세계대전, 독일의 분단과 통일, 소련의 해체 등을 생생히 겪었다. 그녀가 태어났을 때는 전 세계 인구가 약 10억 5천만 명이었고, 그녀가 살아 있을 당시 여성 평균 수명이 45세 정도였던 점을 보면 얼마나 대단한 기록인지 알 수 있다.

건강 상태도 비교적 좋았으며, 85세에 펜싱을 시작했고 110세까지 자전거를 탔으며, 21세부터 117세까지 흡연하는 독특한 이력을 가졌다. 114세 때는 영화에 출연해 세계 최고령 배우 기록도 세웠다. 그녀는 122세까지 살면서 장수의 비결로 부유한 가정환경, 활발한 사회생활, 가족과의 좋은 관계 등을 꼽았다.

잔 루이즈 칼망은 현실적으로 기록이 기술적으로 확증된 가장 오래

산 사람으로 인정받고 있다. 그녀의 기록은 20년 넘게 깨지지 않고 있으며 지금도 공식 최장수 기록으로 남아 있다.

- 태어난 해: 1875년 2월 21일
- 사망한 해: 1997년 8월 4일
- 공식 수명: 122세 164일

잔 루이즈 칼망의 생존 비밀로 주로 꼽히는 요인은 다음과 같다. 칼망은 프랑스 남부의 부르주아 가문에서 태어나 비교적 안정된 경제적 환경에서 자랐다. 이는 건강관리와 생활환경에 긍정적인 영향을 준 것으로 평가된다.

유전적 요인으로는 그녀의 가족들도 장수한 편이었다. 오빠는 97세, 아버지는 92세, 어머니도 86세까지 살았던 것으로 알려져 유전적으로 장수 체질을 타고난 것으로 보인다.

또한 활발한 사회 활동이 중요하다. 칼망은 일을 하지 않고 여가 시간이 많아 다양한 사람들을 만나고 사교 행사에 참석하며 활기찬 삶을 살았다. 이는 정신 건강에 도움을 준 요인으로 보인다. 운동과 활동성은 85세까지 펜싱을 즐겼고 110세까지는 자전거 타기도 했으며, 활동적인 생활로 건강을 유지했다.

특이하게도 17살에 흡연을 시작해 97년간 담배를 피웠다는 기록이 있지만, 본인은 흡연이 건강에 좋지 않다고 판단해 중간에 끊는 등 자신만의 건강관리를 했다. 긍정적이고 즐거운 마음가짐으로는 자주 웃고 시간을 지루하지 않게 보내는 태도가 장수에 도움이 되었다고 전해진다.

그녀는 가족, 친구들과 좋은 관계를 유지했고, 단순하고 규칙적인 생활이 건강 수명 연장에 기여한 것으로 보인다. 잔 루이즈 칼망의 장수 비결은 단순히 한 가지 요인보다는 좋은 유전적 배경과 부유한 환경, 활발한 사회 활동, 긍정적인 정신 상태 등이 복합적으로 작용한 결과로 볼 수 있다. 또한, 그녀의 기록은 현실적으로 예외적인 '운'과 같은 요소도 크게 작용한 것으로 여겨진다. 부와 유전, 활동적인 생활, 긍정적인 마인드가 생존 비밀로 꼽힌다.

2) 항산화효소 소멸 시점이 평균 수명의 한계점

인간의 수명은 단순한 유전적 요인이나 환경적 요소만으로 설명하기 어렵다. 최근 노화 생물학에서는 생리학적 '내부 시계', 즉 인체 내 특정 생화학 물질의 변화 시점이 생물학적 수명의 한계를 가늠하는 지표로 주목받고 있다.

그 중심에는 항산화효소(Antioxidant Enzymes)가 있다. 항산화효소는 활성산소(ROS, Reactive Oxygen Species)의 축적을 막는 내인성 방어 시스템으로, 우리 몸의 세포 손상과 노화 속도를 조절하는 결정적 요인이다. 대표적으로 알려진 항산화효소로는 SOD(Superoxide Dismutase), 카탈라아제(Catalase), 글루타티온 퍼옥시다제(GPx) 등이 있으며, 이들은 서로 다른 경로를 통해 활성산소를 분해하고 체내 균형을 유지하는 역할을 한다.

그러나 문제는 이 항산화효소들이 25세 전후를 정점으로 생성량이 감소하기 시작한다는 데 있다. 특히 SOD는 40세 이후 급격하게 활성이 떨어지고, 60세를 넘어서면 생성량이 거의 '0'에 수렴하게 된다. 이 시점부터는 체내에 쌓이는 활성산소가 항산화 방어력을 초과하게 되며, 세포 손상·면역 저하·염증 반응·조직 노화가 급속히 가속화된다.

이러한 항산화효소의 감소 시점을 기준으로, 학계에서는 평균 수명의 '한계 구간'을 설정하기도 한다. 실제로 활성산소와 노화의 상관관계는 수많은 연구를 통해 입증되어 왔다. 한 연구에서는, 100세 이상 장수인의 체내 SOD 활성도가 70~80세 고령층보다 2~3배 높다는 결과가 보고되었다. 이는 장수를 가능하게 한 생물학적 기반이 '유전자'보다도 '항산화 효율'에 더 가깝다는 사실을 시사한다.

활성산소는 본래 세포의 대사 과정에서 자연스럽게 발생하는 부산물이다. 소량일 경우 신호전달이나 방어기전으로 기능하지만, 과잉되면 DNA, 단백질, 세포막 등을 공격하여 구조적·기능적 손상을 일으킨다. 이러한 손상이 누적되면, 암, 심혈관 질환, 당뇨병, 알츠하이머병, 파킨슨병 등 '노화 연관 질환'으로 이어지게 된다. 특히 세포 노화를 유발하는 대표적 원인 중 하나가 산화 스트레스(Oxidative Stress)이며, 이는 곧 항산화효소의 감소와 직결된다.

여기서 주목할 점은, 이 항산화 시스템이 외부 보충 없이 자연 회복되기 어렵다는 점이다. 항산화효소는 단순히 외부에서 섭취하는 항산화물질(예: 비타민C, E)과 달리 세포 내에서 직접 생성되고 작동하는 효소 단백질이기 때문에, 내재적 생성 능력을 유지하거나 보완하는 전략이 필요하다.

최근에는 SOD 활성도를 높이는 식품, 보충제, 유전자 조절 기술 등이 노화 예방 및 수명 연장을 위한 새로운 해법으로 주목받고 있다. 특히 사철쑥 등 특정 식물에서 추출한 천연 SOD는 체내 흡수율이 높고,

인체 유래 SOD와 유사한 작용을 보여 '생체 친화적 항산화제'로 연구되고 있다.

결국 항산화효소의 소멸 시점은 인간이 질병 없이 건강하게 살 수 있는 기간, 즉 건강 수명의 종착점과 맞닿아 있다. 우리가 기대 수명만이 아닌 '건강하게 살아가는 시간'을 중요시한다면, 항산화 시스템을 얼마나 오래 유지할 수 있느냐가 핵심 변수이다.

수명의 길이를 바꿀 수는 없더라도, 그 질을 좌우하는 것은 충분히 개입 가능한 영역이다. 항산화효소의 유지와 보완은 바로 그 가능성을 여는 열쇠이다.

3) 암은 누구에게나 생긴다

　세계보건기구(WHO)는 암 발생 원인의 상당 부분이 면역력 저하와 관련 있다고 밝혔다. 암 발병의 약 90%는 환경적 요인과 면역체계 기능 저하 등 후천적 요인에 기인하며, 유전적 원인은 약 5~10%에 불과한 것으로 보고 있다. 면역력은 체내에서 암세포를 인지하고 제거하는 중요한 역할을 하므로, 면역력을 높이는 것이 암 예방과 치료의 가장 근본적인 방법이라고 권고한다.

　WHO는 건강한 생활습관 유지(규칙적인 운동, 균형 잡힌 식사, 스트레스 관리 등)를 통해 면역력을 강화하는 것이 암 위험을 줄이고 치료 효과를 높일 수 있다고 강조한다. 또한, 면역세포와 미생물군(microbiome)의 건강도 암 발생과 밀접하게 연결되어 있어 면역력 관리가 매우 중요하다.

3-1) 면역 감시 이론(Immune Surveillance)

　면역 감시 이론이란, 정상 면역체계는 암세포를 조기에 인지하고 제거하는 역할을 하며, 면역력이 약해지면 암세포가 증식할 가능성이 높아진다는 이론이다.

여러 동물실험 및 임상 연구에서 면역 기능 감소 시 암 발생률이 증가하는 것이 확인되었다. 역학 연구에서 만성 스트레스, 영양 부족, 만성 염증 같은 면역 저하 요인들이 암 위험 증가와 유의미한 상관관계를 보이는 역학 데이터가 다수 보고되고 있다.

반대로 규칙적 운동, 적절한 영양 섭취 등이 면역 기능을 개선하여 암 발생률 감소와 연관됨이 밝혀졌다.

(1) 임상 시험 및 면역암치료 효과

면역항암제(면역관문억제제 등)의 임상 성공은 면역 체계가 암 치료에 핵심 역할을 함을 입증한다. 환자의 면역 상태가 양호할수록 치료 반응과 생존율이 높았다.

(2) 미생물군(microbiome)과 면역력

장내 미생물군이 면역 반응 조절에 핵심적 역할을 하며, 건강한 미생물 환경 유지가 면역력 강화는 물론 암 예방에도 중요하다는 연구 결과가 증가하고 있다.

(3) WHO 및 국제 학회 권고

건강한 생활습관을 통한 면역력 강화를 암 예방 전략으로 권고하며, 신체활동, 균형 영양, 금연, 절주 등이 암 발생 위험을 줄인다는 근거를 제시하고 있다. 면역력은 암세포 감지와 제거에 필수적이며, 면역기능 저하는 암 위험을 높인다.

반대로 면역력 강화는 암 발생 예방과 치료 효과 향상에 중요한 역할을 하며, 이를 뒷받침하는 동물 연구, 역학 데이터, 임상 시험, 국제 권고들이 다수 존재한다.

3-2) 면역과 SOD

(1) 우리 몸속 암세포는 매일 생성된다

건강한 사람의 몸에서도 매일 수천 개의 암세포가 발생한다는 사실은 이미 널리 알려져 있다.

인체에는 약 70~100조 개의 세포가 있으며, 하루 평균 5,000개 이상의 세포가 돌연변이를 겪어 암세포로 변하는 일이 반복되고 있다.

이처럼 우리 몸속에서는 암세포가 매일 생성되고 있지만, 대부분의 사람은 암에 걸리지 않는다. 그 이유는, 정상적인 면역 체계가 이 암세포들을 감지하고 제거하기 때문이다.

(2) 면역 시스템이 곧 암 억제 시스템이다

우리 몸의 면역 시스템은 암세포를 감시하는 감시자(면역 감시, Immune Surveillance) 역할을 한다. 백혈구, NK세포, 대식세포 등 다양한 면역세포들이 몸속을 순찰하며 비정상적인 세포(암세포 포함)를 탐지하고 제거한다. 하지만 면역력이 약해지면, 이 감시 기능이 무너진다. 그 결과 암세포는 살아남고, 증식하며, 조직을 침범하고, 전이까지 일으킬 수 있다.

암은 단순히 암세포가 생긴다고 시작되지 않는다. 그것을 제거하지 못할 때, 암이 시작되는 것이다.

(3) 발생의 주요 원인과 SOD의 연결고리

암은 단일 요인으로 발생하지 않는다. 유전적 요인과 환경, 생활습관, 염증, 노화 등 복합적인 원인이 겹쳐질 때 발생한다. 그중에서도 활성산소(Free Radicals)는 암 발생의 촉매이자 면역 기능을 저하시키는 핵심 독소로 작용한다.

이 중 활성산소는 위의 모든 요인에 개입해 암 발생을 가속화한다. 그리고 이 활성산소를 제거하는 첫 방어선이 바로 SOD(Superoxide Dismutase)이다.

SOD는 암 예방의 과학적 기초가 된다. SOD는 활성산소 제거의 시작점이자, 면역력 유지를 위한 핵심 효소다.

듀크대학의 조 맥코드(Joe McCord) 박사가 1969년 SOD를 발견한 이후, 수많은 과학자들과 노벨상 수상자들이 SOD의 중요성을 이렇게 평가해 왔다.

"SOD는 생명 시스템이 스스로를 보호하는 첫 번째 도구이며,
비타민보다 더 본질적인 항산화 방패다."

– 조 맥코드 박사(SOD 발견자, 항산화학회 회장 역임)

우리 몸은 매일 암세포를 만든다.

면역력이 강하면 그 암세포를 제거하고, 약해지면 암이 된다.

활성산소는 면역력을 약화시키는 주요 독소이며, SOD는 이를 제거하는 핵심 효소다.

SOD는 단순한 항산화제가 아니라 암 예방의 과학적 기초다.

4) 암세포를 잡는 NK세포와 SOD의 관계

NK세포(자연 살해 세포)와 SOD(슈퍼옥사이드 디스무타제)는 모두 암 예방과 면역력 유지에 중요한 역할을 한다. SOD는 NK세포 기능 보호에 중요한 역할을 하며 SOD는 활성산소(슈퍼옥사이드 라디칼 등)와 같은 독성 산화물질을 분해하는 대표적 항산화효소이다.

활성산소가 체내에 과도하게 쌓이면 NK세포를 비롯한 면역세포의 기능이 손상될 수 있다. 활성산소는 NK세포의 세포막, DNA, 단백질 등 다양한 부위를 손상시켜 그 수와 활성을 저하시킨다. SOD가 충분히 생성·유지되면 활성산소가 효과적으로 제거되어, NK세포가 암세포 사멸 등 본연의 기능을 원활히 수행할 수 있다.

■ 활성산소 증가와 NK세포 손상

강한 스트레스, 신체 노화, 질환 등으로 활성산소가 과도하게 발생할 경우 SOD가 부족하면, NK세포 포함한 면역세포가 직접적인 산화적 손상으로 인해 수와 효율이 떨어지며, 결국 암 방어능력도 약화된다. 즉, SOD 등 항산화효소는 NK세포의 활성을 유지하고 암세포 제거 효율을 높이기 위한 환경 조성을 도와주는 역할을 한다.

■ 운동과 SOD-NK세포 활성도 변화

규칙적 운동 등 건강한 생활습관은 SOD 활성을 증가시키고, 동시에 NK세포 활성도도 함께 높일 수 있다는 연구결과가 있다. 반대로 무리한 과도한 운동은 오히려 활성산소를 급증시켜 NK세포를 손상시키므로, 적절한 생활습관 관리가 중요하다.

SOD는 체내 활성산소를 제거하여 NK세포와 같은 면역세포가 암세포를 효과적으로 인식·제거할 수 있도록 돕는 역할을 한다. SOD 활성이 떨어지면 활성산소로 인한 NK세포의 손상이 증가해, 결과적으로 암 방어 및 면역 기능이 약화될 수 있다. 따라서 SOD 보존과 활성유지가 면역력과 암 예방에 중요하다.

SOD(슈퍼옥사이드 디스무타제)는 암세포의 사멸 과정에 여러 방식으로 영향과 역할을 미치고 있다. SOD의 항암 작용 기전은 활성산소 제거하고 SOD는 체내에서 생성되는 대표적 활성산소(슈퍼옥사이드 라디칼, O_2-)를 과산화수소(H_2O_2)로 바꿔 주는 항산화효소이다. 이 과정에서 세포 손상과 DNA 변이를 억제하며, 정상 세포 보호와 더불어 암세포의 성장도 억제한다.

SOD 유사 효소 또는 항산화제를 암세포에 적용하면, 암세포에서는 활성산소의 농도가 비정상적으로 높아져 세포 손상이 심화되고, 종국에는 세포 사멸(apoptosis)이 유도된다.

연구에 따르면 SOD는 항암 화학요법이나 방사선 치료의 효과를 높이고, 치료로 인한 부작용을 경감시키는 역할도 기대할 수 있다. 항산화 효과로 세포 기능이 유지되고, 과도한 산화 스트레스로부터 세포가 보호받으면서도 암세포는 사멸에 이르는 환경을 조성한다.

■ SOD 유사 항암제 개발

금속포르피린 착체 등 SOD 유사 작용물질을 이용해, 암세포 내 슈퍼옥사이드 라디칼을 과산화수소로 전환시켜 산화 스트레스 유발을 통한 새로운 항암 기전이 연구되고 있다. 이 방법은 암세포 내에서 급격한 활성산소 축적으로 암세포만큼은 손상 및 사멸에 이르게 하는 전략이다.

SOD는 활성산소 제거를 통해 세포 손상을 막으면서, 동시에 암세포에서는 산화 스트레스 증가로 암세포의 사멸(아포토시스, necrosis 등)을 유도하는 복합적인 기전을 가진다. 또한 SOD는 항암치료 보조제로서의 가능성도 활발히 연구 중이다.

우리 모두가 잠재적 암 환자인 이유로 셀 수치 검사가 중요한 것은, 암은 초기 증상이 거의 없거나 없기 때문에 조기 발견이 매우 어렵기 때문이다. 셀 수치 검사는 몸 안에 암세포가 생기거나 암이 진행될 때 나타나는 변화, 특히 암세포가 분비하는 특정 물질(종양 표지자)이나 면역세포 활성도를 측정해 암 발생 가능성을 미리 탐지하는 중요한 도구이다.

■ NK 셀 수치 검사의 중요성

암세포는 고유의 물질을 분비해 혈액 속에 암 관련 단백질이나 항원이 증가하게 하는데, 이러한 종양 표지자인 CEA, CA 15-3 등의 수치를 정기적으로 검사하면 암의 조기 발견과 치료 반응을 평가할 수 있다. NK세포 활성도 검사는 자연 살해 세포의 기능을 측정하여 암세포를 공격하는 면역력이 얼마나 되는지를 평가한다.

이 수치가 낮으면 암 발생 위험이 높아짐을 의미하며, 암 치료 효과 및 암 예방 모니터링에도 활용된다. 또 ctDNA 검사 등 최신 분자진단 기법은 혈액 내 극소량 암 DNA를 검출해 조직 검사 없이도 빠르게 진단하고, 진단 이후 치료 경과를 모니터링하는 데 도움이 된다. 암은 조기 진단과 면역력 유지가 치료 성공률을 좌우하므로, 일반인도 정기적인 혈액 검사와 세포 활성도 체크를 통해 자신의 암 발생 위험을 조기에 파악하고 대응하는 것이 매우 중요하다. 이는 치료 후 재발 방지와 건강관리에 필수적인 요소이다.

암 치료의 본질은 단순한 '암세포 제거'가 아니다. 그것은 무너진 세포 생태계의 균형을 회복시키는 작업이다. 이때 주목해야 할 물질이 바로 SOD다. 인체 내에서 '활성산소의 청소부'로 불리는 이 효소는, 세포 내 산화 스트레스를 제거하여 면역세포가 본래의 기능을 되찾도록 돕는 핵심 조절자다.

암세포의 증식과 Ki 지수의 상승은 대부분 산화 스트레스와 면역 억제의 결과로 나타난다. 활성산소가 과도하게 축적되면 DNA 손상, 세포 변형, 그리고 염증 반응이 이어진다. 이런 만성 염증 환경은 NK세포의 활동을 억누르고, 반대로 암세포가 자신을 보호할 수 있는 조건을 만들어준다.

Ki 지수가 높아진다는 것은 세포가 산화 스트레스에 질식하고 있음을 의미한다. 이 시점에서 SOD의 개입은 단순한 항산화 작용 그 이상이다. SOD는 세포 내에 퍼져 있는 초과산화이온(O_2^-)을 분해하여 수산화물이나 과산화수소로 전환시키고, 그 결과 세포 내 미세환경을 정상화시킨다. 이렇게 되면 면역세포, 특히 NK세포와 T세포의 활성이 눈에 띄게 회복된다. 면역 균형이 되살아난다는 것은 곧 세포 증식의 속도, 즉 Ki-67 지수의 안정화로 이어진다. 임상적 관찰에서도 SOD가 투여되면 일정 기간 후 Ki 지수가 과도하게 높았던 환자군에서 완만한 하강세를 보이는 경향이 보고된 바 있다.

이는 SOD가 직접 암세포를 공격했다기보다는, 몸 스스로 암세포를 통제할 환경을 되찾았다는 증거다. 다시 말해 SOD는 약이 아니라 '면역 생태 복원제'라 할 수 있다. 항암 치료가 잠시 동안 불을 끄는 방법이라면, SOD는 애초에 불씨가 만들어지지 않도록 환경을 정화하는 역할을 한다.

이를 통해 암세포의 폭주를 억제하고, 자연스럽게 Ki-67 지수를 낮추는 방향으로 유도한다. 궁극적으로 SOD의 활성은 스트레스로 무너진 세포의 리듬을 되살리고, 면역의 중심축을 복원하는 열쇠로 작용한다. 종양과 싸우는 진정한 해답은 파괴가 아니라 조화와 회복이다. 세

6. 인간은 과연 몇 세까지 살 수 있을까? 77

포가 다시 숨 쉬고, 면역체계가 질서를 되찾을 때 비로소 Ki 지수는 안정된다. 그리고 그 과정 한가운데, 조용하지만 강하게 작동하는 존재가 바로 SOD다.

암세포의 성장 속도를 나타내는 대표적 지표가 바로 Ki-67 지수(Ki index)다. 종양 세포가 얼마나 빠르게 분열하고 증식하는지를 보여주는 이 수치는, 단순히 숫자로만 해석해서는 안 된다. Ki 지수가 높다는 것은 그만큼 세포 증식의 브레이크가 고장 나 있고, 몸속의 면역 감시 시스템이 제 기능을 하지 못하고 있다는 뜻이다. 우리 몸의 면역 방어 체계는 수많은 병적 세포를 매일같이 감시하며 제거하고 있다. 그 중심에는 NK세포(Natural Killer cell, 자연 살해 세포)가 있다.

NK세포는 암세포나 바이러스에 감염된 세포를 탐지해 즉각 공격하며, T세포나 항체보다 먼저 반응하는 '본능적 면역의 전사'다. 이들이 활발하게 움직일 때 우리 몸은 암의 씨앗이 싹트기도 전에 스스로 정화된다.

하지만 문제는 NK세포의 활성도가 떨어졌을 때부터 시작된다. 스트레스, 노화, 환경 독소, 수면 부족, 고혈당, 그리고 장기간의 약물 사용 등이 모두 NK세포를 무력화시키는 요인이다. 일단 NK세포의 기능이 저하되면, 암세포의 증식은 통제할 수 없는 방향으로 기울기 시작한다. 그 결과가 바로 Ki 지수의 상승이다. 다시 말해, Ki 지수가 높다는 것은 NK세포가 이미 제 역할을 상실했음을 보여주는 생체 신호다.

그런데 많은 환자들은 항암치료가 이 상황을 개선할 것이라 믿는다.

그러나 현실은 정반대다. 항암제는 암세포뿐 아니라 정상 세포, 특히 분열 속도가 빠른 세포들을 전반적으로 공격한다. 이 과정에서 골수 기능이 억제되고, 림프구 수치가 급격히 떨어진다. NK세포 역시 예외가 아니다. 항암제가 투여되면 NK세포의 수는 감소하고, 남은 세포의 활성도까지 극도로 저하된다.

아이러니하게도 항암은 암세포를 일시적으로 줄이는 동시에, 신체가 스스로 암을 억제할 힘을 빼앗는 치료이다. 마치 전쟁에서 적의 진지를 공격하면서 동시에 아군의 병참선을 끊는 것과 같다. 초기에는 암세포가 줄어드는 듯 보이지만, NK세포가 사라진 몸에서는 재발과 전이의 위험이 훨씬 높아진다. 결국 결론은 명확하다. NK세포의 기능을 복원하지 않는 한, 진정한 항암은 이루어질 수 없다.

암을 이기는 힘은 약이 아니라 '면역 균형'에서 나온다. Ki 지수의 상승은 단순히 치료가 필요하다는 신호가 아니라, 면역 복원이라는 근본 과제를 알려주는 경고등이다. 암을 억누르려면 NK세포를 다시 깨어나게 해야 한다. 그것이야말로 진정한 회복의 시작이다.

5) 인간의 간에서 나오는 놀라운 장수 물질 SOD

인간의 몸, 특히 간에서 나오는 SOD는 강력한 장수 물질로 알려져 있다. SOD는 활성산소라는 세포 손상의 주범을 제거해 주는 항산화효소로, 활성산소는 암, 당뇨병, 심혈관 질환 등 많은 만성질환과 노화의 원인이 된다.

SOD는 활성산소를 무해한 물과 산소로 분해하는 역할을 하며, 비타민C보다 3,500배, 글루타치온보다 10배 강력한 항산화력을 가진 것으로 평가된다. 우리 몸에서 20대 후반을 정점으로 분비량이 감소하기 시작하며, 40대 이후에는 크게 줄어 활성산소에 의한 세포 손상이 증가하고 각종 질병과 노화가 촉진된다.

SOD가 부족해지면 노화 속도가 빨라지고 여러 질병의 발병 위험이 커지기 때문에, SOD는 '항산화효소의 제왕'이라 불린다. 최근에는 SOD를 체내에 효과적으로 보충하기 위해 멜론 추출물, 쑥 추출물 등을 활용한 경구용 SOD 제품 개발도 진행되고 있으며, 이는 활성산소로 인한 DNA 손상을 예방하고 수술 후 회복 등에 도움을 주는 것으로 나타났다.

즉, 간에서 나오는 SOD는 인체 내 활성산소를 제어해 장수와 건강 유지에 핵심적인 역할을 하는 놀라운 장수 물질이다. 나이가 들수록 감소하는 SOD를 유지하거나 보충하는 것이 건강과 장수에 큰 의미가 있다고 볼 수 있다. 이처럼 SOD는 인체의 노화 및 질병 예방에 중요한 항산화효소로서 인체 건강을 지키는 데 필수적인 역할을 한다. 활발한 연구와 제품 개발이 이루어지고 있으며, 장수 물질로 각광받고 있다.

6) 한국과 세계 사람들의 장수 마을과 비법

 2024년 현재 대한민국의 100세 이상 고령자는 총 7,740명으로, 2020년(5,624명) 대비 약 2,000명 이상 증가하였다. 이는 불과 4년 사이에 약 37%의 증가율을 보인 수치로, 우리 사회가 빠르게 초고령 사회로 진입하고 있음을 나타낸다.

 성별 비율을 보면, 남성 1,389명(17.95%), 여성 6,351명(82.05%)으로, 여성이 남성보다 약 4.5배 많다. 이는 여성의 생물학적 수명 우위와 관련된 다양한 요인들을 반영한다.

 이 가운데, 전라남도 고흥군은 2024년에도 100세 이상 인구 비율 전국 1위를 유지하고 있다. 고흥군은 인구 10만 명당 75명의 100세 이상 고령자가 거주하는 것으로 나타나, 전국 평균을 크게 웃도는 수치를 기록하였다.

 다음은 2024년 기준 인구 10만 명당 100세 이상 인구를 기준으로 상위 및 하위 10개 시군구를 정리한 표이다.

2024년 100세 이상 인구 상위 및 하위 10개 시군구

(단위: 명, 인구 10만 명당)

상위			하위		
시군구	인구 수	순위	시군구	인구 수	순위
전남 고흥군	75	1	경북 울릉군	0	229
강원 정선군	71	2	부산 강서구	2	228
경북 영양군	66	3	울산 중구	5	227
충남 부여군	58	4	울산 남구	5	226
전북 고창군	56	5	경남 창원시	6	225
강원 양양군	56	6	울산 북구	6	224
전남 보성군	56	7	대구 달서구	7	223
전북 순창군	55	8	세종 세종시	7	222
경남 합천군	54	9	경기 화성시	7	221
전남 곡성군	54	10	경남 김해시	8	220

〈출처: 남인순 의원실〉

고흥군은 지난 수년간 꾸준히 전국에서 100세 이상 인구 비율이 가장 높은 지역으로 기록되고 있다.

- 2020년: 전국 100세 이상 인구 약 5,624명 중, 고흥군은 인구 10만 명당 75명
- 2023년: 전국 약 7,634명, 고흥군은 78명/10만 명당
- 2024년: 전국 약 7,740명, 고흥군은 75명/10만 명당
- 2025년 예상: 전체 인구는 약 60,000명 이하로 감소추세이나, 100세 이상 인구 비중은 꾸준히 증가할 것으로 전망된다.

또한 고흥군의 65세 이상 고령 인구 비율은 38.2%로, 전국 군 단위 지역 중 최고 수준의 고령화율을 기록하고 있다.

고흥군이 높은 장수율을 유지하는 배경에는 다음과 같은 생활환경적 요인이 있다.

① 청정 자연환경과 지하수
- 공기 질이 좋고 녹지가 풍부한 해안 농촌 지역
- 지하수에는 게르마늄, 스트론튬기능성 미네랄이 함유
- 물과 공기에서부터 건강을 지지하는 기반이 조성

② 식생활 및 전통 식단
- 신선한 해산물, 채소, 발효 식품을 중심으로 한 저염, 저가공 식단
- 식품 자급률이 높고, 전통 조리법이 일상에 유지
- 건강한 지방과 섬유질 섭취량이 평균보다 높다는 점도 장수와의 연관성

③ 생활습관과 공동체 구조
- 규칙적인 수면과 식사 시간, 활동 중심의 일과
- 가족 중심 문화로 고령자에 대한 돌봄과 사회적 소속감
- 농사, 마을행사 등을 통한 신체 활동과 사회적 유대감

④ **낮은 만성질환률**
- 전남대학교병원 조사에 따르면, 고흥군 95세 이상 장수 노인들의 경우 치매, 고혈압, 당뇨 등 주요 만성질환 비율이 전국 평균보다 낮은 경향을 보임
- 이는 식습관, 사회활동, 심리적 안정감과 밀접한 관련이 있는 것으로 분석됨

고흥군의 사례는 장수 인구 분포가 단지 유전이나 '운'의 결과가 아니라, 생활환경과 공동체 문화가 얼마나 큰 영향을 미치는지를 보여주는 대표적인 예다.
초고령 사회를 맞이한 한국에서, 지역 기반 맞춤형 고령 정책의 필요성이 커지고 있다.
장수 인구가 높은 지역의 건강 환경, 식문화, 지역 커뮤니티에 대한 연구는 다른 지역의 고령정책 설계에 유용한 참고자료가 된다.
총인구 감소와 초고령화 진행이 동시에 이루어지는 시점에서, 지역사회의 자율적 건강관리 역량, 노년의 삶의 질 보장 정책이 함께 고려되어야 한다.

전 세계에서 가장 오래 사는 사람들은 어떤 나라와 지역에 살고 있을까? 그리고 그들은 왜 그렇게 오래 살 수 있을까? 이 질문은 오랜 기간 인류의 관심사였으며, 최근까지도 다양한 연구와 통계를 통해 밝혀지고 있다.

2025년 UN 통계에 따르면, 인구 10만 명당 100세 이상 고령자의

수가 가장 많은 국가는 '모나코'로 집계되었다. 모나코는 인구 10만 명당 950명이 100세 이상으로, 압도적인 세계 1위의 장수율을 보인다. 그 뒤를 이어 홍콩(124명), 일본(98명), 우루과이(85명) 순이다.

모나코는 프랑스 남부 지중해에 위치한 작은 나라로, 세계 부호들이 많이 거주하는 곳이다. 이에 따라 부유층 비율도 매우 높아 인구 약 3만 8천 명 중 32%가 백만장자일 정도로 경제력이 뛰어나다. 이러한 부의 집중 현상과 함께 따뜻한 지중해성 기후가 장수에 긍정적인 영향을 끼쳤다.

홍콩과 일본 또한 도시화가 잘되어 있으면서도 높은 장수율을 자랑한다. 이 지역들은 전반적으로 뛰어난 의료 시스템과 공공위생, 그리고 건강관리에 대한 높은 관심이 특징이다.

일본은 100세 이상 인구가 10만 명당 약 48명으로 전 세계에서 가장 많은 실제 숫자를 보유하고 있어 장수 국가 상징으로 꼽힌다. 장수 비결로 보면 자연 환경과 사회적 요인으로 보면 모나코와 같은 부유국가는 자연환경도 일정 부분 영향을 미치지만, 경제적 부와 안정된 사회 시스템이 가장 큰 장수 요인으로 여겨진다.

부유한 사회는 양질의 의료 서비스와 건강한 식습관을 유지하기 위한 생활환경을 제공한다. 모나코의 따뜻한 기후와 부자들이 거주하는 안정된 사회가 높은 장수율로 이어지게 된 것이다.

한편, 제주의 장수 문화 연구를 살펴보면, 제주도는 깨끗한 자연 환경과 순응한 농사 생활 방식이 주요한 장수의 요인으로 분석된다. 제주 노인들은 평균보다 훨씬 오래 농사일을 하며 신체적 활동을 지속하는데, 이 같은 자연친화적 생활과 사회 내 활발한 인간관계가 건강 장수로 이어진다.

일본 장수인의 식습관은 세계적으로도 가장 주목받는 요소 중 하나이다. 일본의 전통적인 식단은 해산물, 채소, 콩류, 쌀, 된장국 등으로 구성되어 있다. 이들은 음식을 주로 찌거나 끓여서 조리하며, 과도한 소금이나 설탕 사용을 피한다. 1975년 당시 일본식 식단을 재현해 동물실험을 한 결과, 당뇨병과 지방간 질환 위험이 낮아지고 수명이 연장되는 효과가 관찰되었다.

이는 해조류나 전통 발효식품이 풍부한 일본식 식단이 신체 건강에 미치는 직접적 영향임이 과학적으로 입증된 바 있다. 더욱이 일본인들은 소량의 다양한 음식으로 하루를 구성함으로써 영양소를 균형 있게 섭취한다. 튀긴 음식 대신 찜 요리가 많고, 소금과 설탕을 적게 쓰면서도 천연 조미료와 발효 식품을 활용하는 조리법이 일본의 장수 비결 중 하나다. 유전적 특성과 정신문화도 중요하며 건강하게 오래 사는 데에는 유전적 요인도 일정 부분 기여한다. 연구에 따르면 장수인의 약 20~30%는 유전자가 영향을 미치며, 나머지 70~80%는 생활 습관과 환경에 달려있다.

가족 중 장수자가 많은 지역을 보면 유전적 배경이 일정 지지를 받고 있다. 또한, 장수 지역의 특징은 노인에 대한 존중 문화, 활발한 사회적 교류, 그리고 공동체 의식이 강하다는 점이다. 이러한 사회적 지지는 스트레스 감소와 정신 건강 유지에 긍정적 영향을 준다. 정신적 행복과 활발한 인간관계가 장수로 연결되는 것이다. 신체 활동과 생활 패턴세계 장수 지역 대부분은 자연 환경이 거친 산악 지형이나 바람이 많이 부는 섬 지역이다.

이들은 일상에서 걷기와 등산 등 활발한 신체 활동을 규칙적으로 하며, 평생을 농사나 낚시 같은 신체 노동과 함께 보낸다. 꾸준한 운동과 자연과 가까운 생활 방식이 심혈관 질환 등 만성질환 예방에 큰 역할을 한다. 마지막으로, 우수한 의료 시스템과 건강 정책도 장수 국가의 중요한 기반이다. 선진 의료 서비스 덕분에 질병 조기 발견과 치료가 가능하며, 예방 의료가 잘 정비되어 있다. 이는 수명을 오래 유지하는 데 필수적인 요소로 작용한다.

전 세계 장수 국가는 다양한 공통된 특성을 갖고 있다. 부유한 사회로서의 안정적인 환경과 뛰어난 의료 시스템, 자연친화적인 환경, 균형 잡힌 식습관과 건강한 조리법, 활발한 신체 활동, 그리고 강한 사회적 유대감과 스트레스 관리가 그 핵심이다. 이 모든 요소가 복합적으로 작용하여 그 나라 사람들은 평균보다 훨씬 오래, 건강하게 살 수 있는 것이다. 한국도 높은 기대수명을 기록하지만 장수 지역의 생활 방식과 그 깊은 요인을 연구하며 적용하는 것이 앞으로 건강 장수 사회를 만드는 길이라 할 수 있다.

7) 시진핑과 푸틴의 속삼임 - 장기 이식으로 150세까지 살 수 있을까?

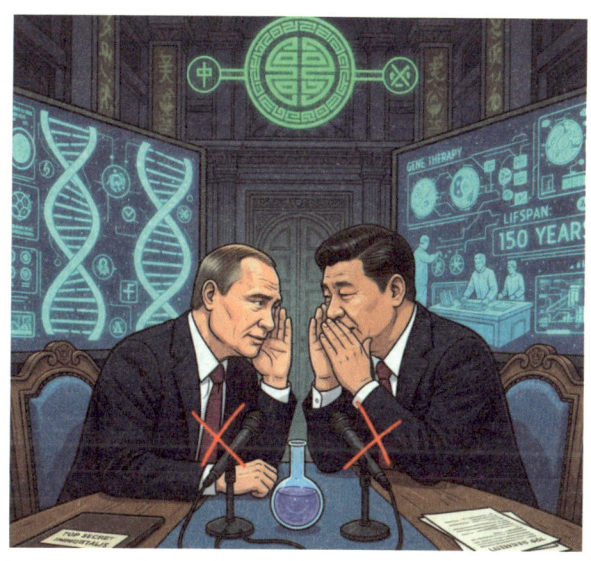

 2025년 9월 3일, 중국 베이징 톈안먼 광장에서 열린 전승절 열병식에서 수많은 세계 지도자가 군중 속을 가르며 성루로 향하는 그 순간, 세계의 이목은 이상한 곳에 쏠렸다. 바로, 블라디미르 푸틴 러시아 대통령과 시진핑 중국 국가주석이 나눈 짧지만 충격적인 '불로장생' 대화였다.

 이날 두 정상의 모습은 실시간으로 중국 중앙TV(CCTV)와 로이터 통신을 비롯한 전 세계 언론을 통해 생방송됐다. 분위기는 장엄했으나,

생중계 마이크(hot mic)가 켜진 채 전달된 목소리는 뜻밖에도 '생명 연장'과 '불멸'을 오가는 파격 담론이었다.

 푸틴은 생명과학의 발전을 언급하며 "생명공학은 끊임없이 발전하고 있다. 인간의 장기는 계속 이식될 수 있고, 오래 살수록 젊어져 결국 불멸에 이를 수도 있다."라고 속삭였다. 이에 시진핑은 호탕하게 웃으며 화답한다. "이번 세기 안에 인간이 150세까지 살 수 있을 것이라는 예측도 있다."라고.
 주변에는 김정은 북한 국무위원장도 자리했지만, 이 비밀스러운 대화가 그에게 통역됐는지는 확인되지 않았다.

 두 지도자의 나이 모두 올해로 일흔다섯에 가까워진 72세. 각각 2000년, 2012년부터 장기집권을 이어온 대표적 '강권' 리더들이다. 이들의 대화는 그 어떤 권력 구도보다도 더 노골적으로, 자신들이 현실을 뛰어넘어 '죽지 않는 권위'와 '영원한 청춘'을 갈망하고 있음을 전 세계에 드러냈다.

 이 핫 마이크 장면은 온라인에서만 19억 회 넘게 재생됐고, TV로도 4억 명이 지켜본 것으로 집계됐다. 화제가 커지자, 중국 관영 CCTV는 영상의 '편집'과 '발언 왜곡'을 이유로 즉시 삭제를 요구했고, 로이터는 저널리즘 원칙을 내세우며 보도 내용을 고수했다. 그러나 이 으스스하면서도 농담 같은 대화는 이미 각국 언론과 SNS를 타고 걷잡을 수 없이 퍼졌다.

시진핑은 "예전엔 70세 넘기 어렵던 시절이 있었지만, 지금은 70대도 젊은 축에 든다."라며, 불로장생의 시대가 실현에 가까워졌음을 시사했다. 푸틴은 '인간 장기 이식의 무한 가능성', '장수를 넘어 불멸로 진입하는 인간'을 언급했다.

전 세계에 생중계된 두 독재 지도자의 불로장생 담론. 그것은 단순히 한 시대의 유행이 아닌, 권력자들의 깊은 내면에는 죽음을 두려워하고 더 오래, 더 강하게 군림하고픈 집착의 한 실루엣이었다.

이날 톈안먼 위에서 오간 한마디 농담은, 결국 영원히 풀리지 않을 인간의 질문을 곱씹게 한다. 과연 인간은, 그리고 권력은, 영원할 수 있을까?

981리더 그룹 건강 프로젝트는 중국 공산당 최고 지도층을 대상으로 진행되는 장기 건강·장수 관리 프로그램이다. '981리더 그룹'은 중국 내 권력자와 리더 집단을 의미하며, 프로젝트는 이들 리더의 건강 증진, 노화 방지, 극단적 장수(150세 목표) 등을 위한 집중 관리와 연구를 담고 있다.

이 프로젝트는 2005년 공식적으로 북경 301병원(중국 군사의학기관)과 관련 연구 기관들이 주관하여 시작됐으며, 의료진, 보건 전문가, 과학자 등 최정예 인력이 참여했다.

981리더 그룹 건강 프로젝트의 주요 목적은 권력층의 장수, 건강한 신체 유지, 청년성 회복(청춘 부활), 암예방과 만성질환 관리 등 세 가지 '핵심 공정'에 집중되어 있다.

총 11개 의학 세부 주제로 그룹별 집중 진료·연구·장기 모니터링을 시행하며, 국제 수준의 예방의료·분자진단·노화방지 장비와 특수 의료관리 시스템도 구축되어 있다.

특히 '150세 장수 공정'은 권력자의 생명 연장뿐 아니라 건강한 장기이식, 재생 치료, 혁신 생명공학 기술 등을 활용하는 점이 특징이다.

2014년 이후 건강과학기술 집단(981 건강과기그룹, 981 국경 건강의학센터 등) 설립을 통해 조직적 관리가 이루어진다.

이 프로젝트는 권력 집단만의 특권적 건강관리 시스템으로서, 일종의 '정치권 특수 장수 연구', '노화방지 최첨단 기술 실험장' 역할을 하고 있다.

의료·바이오 기술과 권력이 결합된 글로벌 사례로 해석되며, 장기이식과 영생 추구 이슈 등 도덕적·윤리적 논쟁도 이어지고 있다.

즉, 981 리더 그룹 건강 프로젝트는 중국 공산당 최상위 리더들의 생명 연장, 건강 증진, 노화 방지, 신체 재생에 초점을 맞춘 의학·생명공학 특수 관리 시도이다.

981리더 그룹 건강 프로젝트는 중국 공산당 최고 권력층 리더들을 위한 비밀 장수·건강관리·노화방지 공정 및 연구 시스템이다.

이 프로젝트는 북경 301병원과 중국군사과학원 등 최상위 의료·과학 기관이 주도하고, 리더 그룹의 건강 증진, 노화 방지, 장기이식 등 세 가지 핵심 목표를 중심으로 진행된다.

2005년 공식 시작되어, 군 병원·의료진·과학자들이 리더의 건강을 위한 세부 과제(암예방, 만성질환 관리, 청년성 회복 등)를 책임진다.

'150세 장수 프로젝트', '청춘 부활 프로젝트', '건강 촉진 프로젝트' 등 실질적 장수를 위해 혁신 생명공학·장기이식·분자진단 시스템이 동원된다.

2014년 이후 전용 건강회사·센터 설립 등 조직적 건강관리 체계가 구축되어 권력층 생명연장, 특수 장기관리 및 생명기술 연구에 집중한다.

즉, 981리더 그룹 건강 프로젝트는 국가 핵심 리더들의 수명을 연장하고 최상의 신체·정신 건강을 유지시키기 위한 중국 특수 프로젝트이다.

윤리적 논란도 있지만, 권력과 생명과학이 결합된 독특한 건강관리 시도로 평가받는다.

981리더 그룹 건강 프로젝트와 관련해 실명이 언급되거나 공식 연루가 공개된 인물 및 기관, 그리고 공개적 증거 자료는 다음과 같다.

연루 인물 및 기관중국 공산당(중앙 최고위층) 리더들, 특히 시진핑 주석이 이 프로젝트의 혜택 대상임이 여러 비공식 보도에서 언급되고 있다.

북경 301병원(중국군인민해방군 총병원)과 군의료·의료과학 기관이 주도적 역할을 해온 기관으로 자주 지목된다.

국제적으로는 2025년 9월 3일 중국 베이징 열병식에서 시진핑, 푸틴(러시아 대통령), 김정은(북한 국무위원장)이 '불로장생·장기이식' 화제를 나눈 장면이 공식 방송 중계에 포착된 바 있다. 이와 함께 시진핑이 "150세 장수" 발언을 반복하며 981 건강 프로젝트의 실제성을 시사한 것으로 여러 언론이 인용 보도했다.

2025년 9월 베이징 열병식 CCTV 생중계 내용(시진핑, 푸틴, 김정은의 대화)은 실제 영상 증거로 남아 있으며, 복수의 주요 언론에서 이를 보도했다.
에포크타임스 등 해외 언론에서는 2005년 시작된 "981 건강 프로젝트"의 존재, 장기이식·생명연장 기술 적용, 특수공급(特供) 장기 의혹 등을 집중적으로 보도하였다.

2019년 '영국 독립법정'에서 중국 내 대규모 장기이식 산업·특수공급 장기/강제 적출 관련 증언 및 공식 보고서가 채택된 바 있다(논점은 '981 프로젝트' 단일 명칭보다는 장기이식 및 권력층 혜택 시스템에 중점).
공식 정부, 병원, 과학 학술자료 등 981 프로젝트 전용 공식 문서, 참여자 임직원 명단 등은 현재 공개되어 있지 않으며, 대부분의 정보는 언론·평론가·일부 내부 고발자 및 공개 영상에 기반한다.

따라서 독립적 검증이 필요하며, 공식 베이징 발표자료나 SCI급 논문 등은 아직 확인되지 않는다.
시진핑 등 중국 공산당 최고위층, 북경 301병원 등이 실명이 언급되는 관련 인물·기관이며, 주요 증거는 열병식 공식 영상, 해외언론 보도, 국제인권기관 조사자료 등 비공식성이 강한 공개 자료이다.

■ 캄보디아와 중국

캄보디아에서 최근 폭증한 납치·장기매매·인신매매 사건의 배경에는 중국 자본과 범죄조직의 구조적 유착이 자리하고 있다. 이 사태는 단순 범죄가 아니라, 중국의 '일대일로(一帶一路)' 투자와 그에 의존한 캄보디아 정부의 부패 구조, 그리고 중국계 범죄 네트워크의 팽창이 맞물린 복합 문제로 분석되고 있다.

① 중국 자본이 만든 범죄 단지

캄보디아의 해안 도시 시아누크빌(Sihanoukville) 일대는 한때 관광지였으나, 최근에는 중국어 간판 천지의 범죄 도시로 불린다. 중국의 일대일로 프로젝트 자금이 이 지역에 대거 들어오면서 카지노, 사설 클럽, IT단지 등의 명목으로 '중국 범죄단지(웬치, 園區)'가 조성되었다.

이곳을 UN과 인권단체들은 "현대판 노예시장"이라 부르고 있으며, 외국인 노동자들이 감금, 폭행, 장기 적출, 온라인 사기 강요를 당하고 있다.

② 중국계 조직이 '국가 후원형' 네트워크로 성장

한국과 영국, 미국 인권기관의 조사에 따르면, 범죄의 핵심 세력은 중국계 삼합회·흑사회(Hongmen) 등 조직폭력배와 중국 귀화인 사업가 출신 투자자들이다. 그들은 캄보디아 정부의 일부 고위 관계자에게 금품을 제공하며, 사실상 치외법권적 보호를 받고 있다.

캄보디아는 2009년 이후 중국 범죄자 수천 명에게 시민권을 부여했고, 이들이 인신매매·사이버 범죄·장기밀매 산업의 투자자 겸 운영자로 변했다.

③ **납치·인신매매의 방식**
"고수익 IT직 모집" 등의 구인광고로 한국·말레이시아·한국·대만 청년들을 유인한다. 입국 후 여권을 압수하고, 사기 콜센터·불법 도박사이트 운영·신체 채취 등 강제 노동을 시킨다. 저항하면 폭행·고문·장기적출 위협이 가해진다. 실제 피해자 가족에게서 "1인당 1만 달러에 팔렸다."라는 증언도 확보되었다.

④ **중국의 암시장 교두보**
중국 내부 단속이 강화되자, 범죄조직이 단속이 약한 캄보디아, 미얀마, 라오스로 이동했다. 캄보디아 정부는 자금 유입을 반기며 자국 내 치안 통제력을 넘긴 수준으로 중국 투자자들의 영향력을 허용했다. 그 결과, 경찰·군·정치인·범죄조직이 결탁한 부패 시스템이 형성되어 외국인 납치와 장기밀매가 급속히 늘어났다.

⑤ **피해 규모와 국제적 파급**
2025년 기준, 납치·인신매매 피해 외국인 수천 명, 그중 한국인만 600명 이상이 보고되었다. 일부 피해자는 장기적출로 사망하거나, 신체 일부를 잃은 상태로 발견됐다. 미국, 영국, UN은 이미 캄보디아를 "국가가 공모한 인신매매 구조"로 규정하고 제재를 검토 중이

다. 캄보디아 납치·장기매매가 심각한 이유는 단순 범죄가 아니라 중국 자본이 만든 부패 구조, 현지 정부의 침묵과 비호, 그리고 삼합회식 범죄 네트워크가 국가 단위로 뿌리내린 결과이다.

특히 일대일로 자금으로 세워진 카지노와 산업단지가 인신매매와 장기밀매의 '거점'이 되면서, 현대판 인신매매 경제 생태계가 형성된 것이 사태의 근본 원인이다.

■ 인간의 몸값

인간의 몸값은 측정 기준에 따라 크게 세 가지 시각으로 나누어 설명할 수 있다. 화학적·생화학적 가치, 의학적(이식·산업적) 가치, 그리고 철학적·인문학적 가치이다.

① 화학적 기준으로 본 몸값

인체를 구성하는 원소(산소, 탄소, 수소, 질소, 칼슘, 인 등)를 모두 분리해 시가로 계산할 경우 성인 기준 약 6천 원~2달러(한화 약 3천 원) 수준에 불과하다. 70kg 성인의 지방으로 비누 7개 정도, 철분으로 못 한 개 정도를 만들 수 있는 양이며, 인체를 단순한 광물질로 환산하면 약 1.98달러(약 3천 원)에 해당한다. 그러나 이러한 계산은 생명력과 기능을 배제한 단순 물질 가치일 뿐, 인간의 존엄을 반영하지 못한다.

② 생화학적·의학적 가치

의학 연구나 생명공학적 재가공 기준으로 보면 그 가치는 훨씬 높아진다. 혈액, 단백질, 효소, 호르몬 등 생화학 시약 기준으로 계산하면 인체 전체 가치는 약 600만 달러(약 80억 원) 수준에 달한다. 기관·조직·세포를 의료용으로 가공할 경우 시신 1구당 약 2억 원 이상의 가치가 발생할 수 있으며, 인체조직은행에서 가공된 조직 판매로 최대 7억 원의 부가가치가 생긴다고 국내 보고서에 언급된 바 있다.

각종 호르몬(인슐린, 트립신, 콜라겐 등)을 시약회사 판매가로 환산하면 최대 60억 원 수준이 된다는 계산도 있다. 즉, 단순한 원소 이상의 '생체 시스템'으로서의 인간은 속성화된 물질 이상의 산업적 가치를 지닌 복합체라 평가된다.

③ 인간의 철학적·존엄한 가치

과학적으로 계산 가능한 수치가 있다 해도, 인간의 생명은 기계로 대체할 수 없고 윤리적으로 '값을 매길 수 없는 가치(invaluable)'로 여겨진다. 과학기술과 의료 시장이 아무리 발달해도, '생명 존엄성'은 돈으로 환산할 수 없는 절대적 가치로 보고 있다.

화학적 물질 가치로 본다면 약 2달러 이하(비누·광물 수준)이지만 생화학·의료적 가치로 보면 60억~수백억 원(시약·장기·세포 포함), 철학적·생명 가치로 보았을 때 무한대, 인간 존엄성은 금전으로 평가 불가이다. 따라서 "인간의 몸은 단순한 물질이 아니라, 과학적으로는 2달러, 의학적으로는 수십억, 그러나 존재론적으로는 무한의 가치"를 지닌다고 할 수 있다.

불법 장기매매 시장에서 가장 높은 가격으로 거래되는 장기는 신장과 간이다. 이는 각종 국제 수사 자료 및 보건당국 보고에서 공통적으로 확인된 사실이다. 국제 의학 전문 사이트 메디컬트랜스크립션과 복지부 자료에 따르면, 불법 거래 시 장기별 평균 가격은 다음과 같다.

	장기 부위	평균 거래가 (한화 환산가 기준)	비고
1위	신장(Kidney)	약 2억 9천만 원~3억 원	가장 수요가 많음 (신부전 환자 등)
2위	간(Liver)	약 1억 5천만~2억 원	부분 절제 이식 가능
3위	심장(Heart)	약 1억 3천만 원	사망 직전 기증만 가능
4위	폐(Lung)	약 8천만 원	이식 성공률 낮음
5위	췌장(Pancreas)	약 3천만 원	당뇨 환자 이식 수요
6위	각막(Cornea)	약 400만 원	시력 복원 목적
7위	피부, 혈액 등 소조직	수십만~수백만 원 단위	의료 및 연구용 수요

국내 불법 거래에서는 신장이 3억 원대, 간이 2억 원대까지 형성된 사례가 보고된 바 있으며, 실제 공급자는 브로커 수수료 공제 후 이 중 절반 이하만 받는 경우가 대부분이다. 시장 가치가 높은 이유는 신장은 투석 대체 이식 수요, 간은 재생 가능성 덕분에 수요 공급 구조가 크기 때문이다.

심장이나 폐는 사후 즉시 적출해야 하므로 매매보다는 불법 의료 네트워크에서 조직적으로 거래된다. 윤리적 관점에서 보면 장기매매는 대한민국을 포함한 전 세계 대부분의 국가에서 강력한 불법 행위이며, 판매자와 알선자는 모두 형사처벌(최대 10년 징역)을 받을 수 있다. 또한 실제 거래 사례에서, 약속된 금액 대부분이 브로커에게 돌아가 '장기를 판매한 개인이 평생 건강을 잃고 의료비로 고통받는 경우'가 다수 보고되었다.

현재 암시장에서 신장이 가장 비싸며 약 3억 원 수준, 그 뒤로 간 2억 원 안팎, 심장 1억 원대로 알려져 있다. 그러나 이는 모두 불법 거래이며, 인간 생명을 상품화하는 중대한 범죄 행위로 각국에서 단속·처벌 대상이다.

구분 기준	세부 내용	산정 방법 및 근거	추정 가치 (한화 기준)
화학적 구성 가치	산소, 수소, 탄소, 질소 등 인체 원소	인체를 구성하는 원소의 화학 시세로 평가	약 6,000원
생화학적 성분 가치	단백질, 효소, 호르몬, DNA 등	생화학 실험용 시약 단가로 환산	약 72억 원
의학적 장기 가치 (불법 거래 추정)	심장, 신장, 간, 각막 등	국제 장기밀매 암시장 추정가	약 최대 500억 원 상당
조직 및 세포 가공 가치	인체조직은행 기준, 혈액 및 세포 활용	인체유래물·세포치료제 가치 기준	약 2억~7억 원
평생 경제적 생산 가치	노동력 및 사회적 부가가치 기준	평균 임금·GDP 환산 (80세 수명 기준)	약 10억~30억 원
사회적·철학적 가치	인간 생명과 존엄성	금전으로 환산 불가, 무한대적 가치	무한대 (Invaluable)

'981리더 그룹 건강 프로젝트'라는 이 프로그램은 일부 언론 보도에서 중국 공산당 고위 지도자 대상의 건강 증진/노화 방지/장수 공정으로 소개되고 있다. 초고위권력층을 대상으로 한 생명연장 기술과 시스템, 특수 의료 관리 등이 포함된다는 추정이 뒤따른다.

  공식 문서나 과학 학계에서 981 프로젝트의 실체가 확인된 바는 현재 없다. 대부분의 정보는 언론 보도, 내부 고발자 진술, 영상 단편 등에 기반한 추정이다. 따라서 이 프로젝트를 실체적 사실로 단정하기보다는, 권력과 생명과학이 결합한 가능성 있는 시도로 해석하는 것이 타당하다.

  장기 이식은 특정 질환 치료에 매우 유용하지만, 인체 전체의 노화 과정을 되돌리거나 무한히 장수를 유지하는 수단으로 기능할 가능성은 현재 과학적으로 매우 제한적이다. 뇌, 신경 조직, 면역체계 변화 등을 포함한 복합적 노화 요인을 모두 제어하는 것은 현재 단계에서는 불가능하다.

〈출처: EL PAÍS English〉

  반복적인 수술과 면역억제 약물 사용은 감염 위험 증가, 암 발생률 증가, 장기 거부 반응, 수술 합병증 증가 등의 위험을 동반한다. 이는 단기 생명 연장에는 도움이 될 수 있으나, 장기적으로는 오히려 건강을 해칠 가능성도 있다.

〈출처: 가디언〉

현재까지 기록된 인간 최고 수명은 프랑스의 잔 루이즈 칼망(122세)이다. 일부 인구학 연구는 의료·위생 수준의 향상으로 평균 기대수명은 늘었지만, 최대 수명(maximum lifespan)은 115~125세 선에서 정체되어 있다는 분석을 제시한다.

〈출처: The Washington Post〉

이로 인해, 150세 장수는 현재 시점에서는 통계적 예외 또는 소수의 추정 가능한 시나리오에 불과하다는 견해가 지배적이다.

〈출처: EL PAÍS English〉

이 사건은 단순한 '권력자들의 상상'이 아니라, 과학과 권력의 만남, 생명과 통제의 관계, 영생 추구의 윤리적 한계를 상징적으로 드러낸다.

권력층이 장수 기술을 욕망한다는 것은 정치적 지속성, 권력의 영속성에 대한 근본적 욕망을 보여준다.

동시에, 과학 기술이 인간의 생명 연장 가능성을 획기적으로 개선할 수 있다는 담론이 대중적으로 소비된다는 점도 주목할 필요가 있다.

다만, 과학 기술이 아무리 발전해도 생물학적·윤리적 제약을 완전히 극복할 수는 없다는 현실도 명확히 인식해야 한다.

대한종합병원협회 제공 자료에 따르면 인간 수명의 한계가 약 125세인 이유는 다음과 같다.

유전자·세포 노화 한계에서 인간 수명을 결정하는 근본 요인은 세포 수준의 노화이며, 이는 유전자 변이, 세포 분열 능력 감소, DNA 손상 축적 등 복잡한 생물학적 과정 때문이다. 이러한 세포 노화는 장기나 조직을 교체해도 근본적 문제 해결이 어렵다.

통계적 최고령 사례로 보면 지금까지 역사상 최고령자는 프랑스의 잔 칼망(122세)으로, 120세 이상 장수 사례는 극히 드물고, 125세 이상 생존 확률은 매우 낮은 것으로 나타나 통계적 한계로 여겨진다.

과학적 연구 결구에 따르면 미국 알버트 아인슈타인 의과대학 연구팀 분석에 따르면, 의료기술·위생 향상으로 평균 기대수명은 증가했으나 최대 수명은 115~125세 사이에서 정체되는 경향이 있다고 보고되고 있다.

노화 복잡성으로 노화는 단순히 장기 문제만이 아니라 세포, 분자 수준 손상 축적으로, 이를 완전히 제어하는 치료법이 아직 발견되지 않았기에 수명은 제한적이다.

과학 기술의 한계로 보면 장기 이식, 줄기세포 치료, 유전자 편집 등 혁신적 의학 기술이 수명을 늘리는 데 기여는 하지만, 기술적으로 모든 노화 요인을 극복하지 못해 125세가 현실적인 최대 한계로 여겨진다.

125세 수명 한계는 통계 및 유전·세포 노화의 생물학적 한계, 현재 과학기술의 제약 등 복합적인 이유로 정해진 것으로, 인류의 자연적 수명 최대치에 근접한 수치라고 본다.

8) 역사 속 147세 살았던 인물

구분	주요 내용	과학적 근거 / 이론
유전적 요인	전체 수명의 약 20~30% 차지	장수 가족력, 특정 장수 유전자(시르투인, age-1, daf-2 등)
생활습관 요인	약 70~80% 결정	식습관, 운동, 스트레스 관리, 사회적 관계
최대 수명 추정치	120~150세	- 헤이플릭 한계: 세포 50회 분열 → 125세 - 성장 기간 × 5~6배 학설: 100~150세
노화 원인 이론	- 마모설: 오래 사용 시 기능 저하 - 독소 축적설: 노폐물 축적 - 산화적 손상설: 활성산소에 의한 손상 - 텔로미어 단축설: 반복 분열로 DNA 손실	텔로미어 길이가 짧아지면 세포 분열 불가 → 노화 진행
장수 유전자 활성화	시르투인(Sirtuin) 유전자 활성 시 수명 연장	칼로리 제한 → NAD 증가 → 시르투인 활성화 → 수명 연장
식습관 특징	- 하라하치부(80%만 먹기) - 과식 금지, 항산화 식품 섭취	인슐린 부담 감소, 당뇨·암 위험 감소
운동 습관	적절한 신체 활동 (걷기, 근력 운동)	대사 건강 개선, 면역력 증진, 근육량 유지
정신·사회 요인	- 웃음, 긍정적 정서, 사랑 - 가족·이웃과 교류, 사회참여	NK세포 활성화, 옥시토신·도파민 등 행복 호르몬 증가
장수인의 삶 태도	순간에 충실, 즐거움·봉사·배우기 지속	카르페 디엠 정신, 활발한 사회적 통합

역사 속에서 전해지는 장수자들은 저마다의 특별한 삶을 살았지만, 오래 살았던 이유에는 공통된 요소들이 존재한다. 구약성서의 야곱과 모세, 현대로 넘어와 미국의 지미 카터 전 대통령, 일본의 장수자 오니시 료케 같은 이들의 삶을 통해 우리는 장수가 단순한 운이나 유전만이 아니라, 건강한 습관과 정신력, 그리고 사랑과 열정에서 비롯된다는 점을 알 수 있다.

인류 역사와 전설 속에는 "147세를 살았다."라는 주장이 전해지는 인물이 있다. 가장 대표적인 사례는 야곱(Jacob)이다. 구약성서에는 그가 147세의 나이로 사망했다는 기록이 전해지는데, 그 수명은 단지 문자적 기록인 동시에 상징적 의미를 담은 긴 생애로도 해석된다.

구약성서에서 야곱은 147세의 고령으로 사망했다. 성경은 그가 애굽 땅에서 17년간 지내며 삶을 마감했다고 기록한다. 그의 긴 수명은 당시로서는 큰 경이였으며, 신체적 강인함과 신앙심이 조화된 삶으로 이해할 수 있다.

성경 창세기 47장 28절은, "그가 애굽 땅에서 17년을 지냈으니, 그의 나이 곧 그의 생애 연수는 147 세라"라고 기록한다.

즉, 야곱은 애굽에서 마지막 17년을 보내며, 전체 생애가 147세라는 것으로 전해진다.

〈출처: YouVersion | The Bible App | Bible.com〉

해석적 접근에서는, 이 기록이 단순 생년월일 계산이 아닌, 당시 문학적·상징적 요소가 더해진 수명 진술일 가능성이 높다. 사실 현대 생물학의 관점에서는, 인간이 147세까지 자연 상태로 생존했다는 검증된 사례는 존재하지 않는다.

야곱 외에도 고대 문헌, 전설, 민간 기록 등에서 "장수 인물"이 자주 등장하지만, 대부분은 증빙 자료가 불충분하거나 과장된 주장으로 분류된다. 현대 장수 연구에서는 이러한 기록을 장수 신화(longevity myth) 범주에 포함시키는 경우가 많다.

모세는 120세에 눈이 흐리지 않고 기력이 쇠하지 않은 상태로 생을 마감했다는 기록이 있다. 단순한 고령이 아니라, 뛰어난 정신력과 건강 관리가 동반되었음을 보여준다.

검증된 최고 수명기록은 프랑스의 잔 루이즈 칼망(Jeanne Calment)의 122세 164일이다.

많은 장수 주장 사례는 증빙이 부족하거나 기록의 오류 가능성이 높으며, 대다수가 현대의 공식 장수 연구 기준에서는 신뢰되지 않는다.

〈출처: 위키백과〉

따라서 야곱의 147세 기록은 문헌적·종교적 전승의 일환으로 보되, 현대 생명과학적 기준에서는 상징적 수명 기록에 가까운 것으로 해석하는 것이 합리적이다.

비록 147세라는 기록이 과학적으로 실증된 사실은 아니지만, 역사와 전설 속 장수 인물들의 존재는 다음과 같은 통찰을 제공한다.

① **장수에 대한 인류의 염원**

먼 옛날부터 인간은 어떻게 하면 오래 살 수 있을까를 고민했고, 장수 인물 이야기는 그 염원을 반영한 문화적 유산이다.

② **삶의 가치와 의미 강조**

오래 산 인물들의 이야기는 단순한 연령보다, 어떤 삶을 살았는지 믿음, 지혜, 덕행과 인간관계를 강조하는 메시지로 전해진다.

③ **과학과 상징의 만남**

고대 기록 속 수명 수치는 과학적 사실로 받아들이기보다는, 당시의 세계관과 가치관을 반영한 상징적 표현으로 해석해야 한다.

④ **장수와 노화 연구의 영감**

전설 속 인물들이 보여주는 극단적 수명 암시는, 오늘날의 노화 연구자들에게 '인간이 얼마나 오래 살 수 있는가'라는 질문을 자극하는 윤리적·철학적 자극이 된다.

미국 제39대 대통령 지미 카터는 100세를 넘겨 사망했다. 그의 장수 비결은 강한 가족 유대, 규칙적인 운동, 활발한 사회 참여에 있었다. 35살 연하의 부인과 77년에 걸친 결혼 생활은 그 삶의 질을 높인 중요한 요소였다.

일본의 장수자 오니시 료케는 70세 이후에도 아이를 낳을 만큼 활력 넘치는 삶을 살았으며, 죽는 순간까지 사랑과 평화, 그리고 매일의 일상을 충실히 지켰다. 그의 사례는 신체뿐 아니라 정신적인 건강이 장수에 필수적임을 보여준다.

장수자들이 공통적으로 실행해 온 원칙은 신체·정신·사회적 건강의 균형을 이룬다. 꾸준한 신체 활동과 영양 균형을 통한 체력 유지해야 한다. 사랑과 긍정적 마음가짐, 스트레스 관리를 해야 한다. 가족과 공동체와의 관계 강화 및 사회적 참여를 통해 좋은 영향력을 나눠야 한다. 삶의 목적과 활동성으로 보면 의미 있는 일과 목표 지향적 생활이 중요하다.

장수는 단순히 나이의 숫자가 아니라, 건강한 신체와 풍부한 정신, 그리고 사랑으로 채워진 삶의 결과다. 우리는 오래 살기를 원하지만, 더욱 중요한 것은 '어떻게' 오래 사느냐이다. 야곱과 모세의 신앙심, 지미 카터의 가족 사랑과 사회 활동, 오니시 료케의 열정과 사랑은 우리에게 진정한 장수의 가치를 일깨운다.

"장수는 운명이 아니라, 삶의 태도와 습관의 집합체"라는 사실은 시대와 장소를 뛰어넘어 모두에게 유효한 진리임을 기억해야 할 것이다.

■ 장수의 비밀 유전인가, 습관인가?

인간은 누구나 오래 살기를 꿈꾼다. 그러나 단순히 오래 사는 것이 아니라 건강하게 오래 사는 것은 인류의 오랜 염원이다. 그렇다면, 우리의 수명은 어디까지 가능할까? 그리고 그것을 결정짓는 것은 무엇일까?

많은 과학자들의 연구에 따르면, 인간의 수명은 유전적 요인보다 생활습관과 환경이 훨씬 더 큰 영향을 미친다. 유전은 고작 20~30% 정도만 작용할 뿐, 무려 70~80%는 개인의 식습관, 운동, 스트레스 관리와 같은 생활양식이 결정한다. 다시 말해 우리가 어떤 삶을 살아가느냐가 노화의 속도와 수명의 길이를 좌우한다는 것이다.

■ 과학이 밝힌 인간의 최대수명

생물학적 한계로 본다면 인간의 최대 수명은 약 120~150세로 추정된다.

미국 생물학자 레오나르도 헤이플릭은 인간 세포가 약 50회 분열할 수 있다는 사실을 발견했는데, 한 번의 세포 분열에 평균 2.5년이 걸리므로 인간의 이론적 수명은 약 125세라 했다.

프랑스 학자 뷔퐁과 플로랑스는 "동물의 수명은 성장하는 기간의 5~6배"라는 학설을 내세웠다. 인간이 20~25세 무렵 성장이 멈추므로, 이 계산에 따르면 인간의 한계수명은 100~150세가 된다.

또 다른 핵심 이론은 텔로미어 이론이다. 염색체 끝을 보호하는 DNA 구조물인 텔로미어는 세포 분열 때마다 줄어들며, 일정 길이 이하로 짧아지면 세포는 더 이상 나누지 못하게 되고 결국 노화가 시작된다.

즉, 인간은 분명한 생물학적 한계를 지니지만 동시에 그 한계에 도달하는 속도를 늦출 수 있는 여지를 충분히 가지고 태어났다.

■ 장수 유전자와 분자 메커니즘

현대 생명과학은 장수의 비밀이 단지 운명적인 것이 아님을 보여준다. 특히 시르투인(Sirtuin) 유전자는 노화 조절의 핵심으로 알려졌다. 이 유전자는 세포의 노화를 늦추고 수명을 연장하는 데 중요한 역할을 하는데, 그 활성화의 열쇠는 NAD라는 조효소에 있다.

동물 실험에서 섭취 열량을 제한하면 체내 NAD 생성량이 증가해 시르투인 유전자가 활성화되었고, 결과적으로 수명이 늘어났다. 또 에너지 대사의 중심인 미토콘드리아 기능이 뛰어난 개체일수록 노화를 늦추고 건강한 장수를 유지할 가능성이 높았다.

즉, "적게 먹되 균형 잡힌 영양을 섭취하고, 에너지 대사가 원활히 이루어지도록 생활하는 것"이 세포 차원에서 바로 장수의 열쇠인 것이다.

■ 장수 국가들의 뻔하지만 확실한 습관

세계의 장수촌은 공통된 비밀을 가지고 있다. 일본 오키나와 사람들은 오래 전부터 "하라하치부", 즉 "배부름의 80%까지만 먹어라"라는 생활 원칙을 지켜왔다. 과식을 피하고 절제된 식습관을 유지하는 문화는 그들의 긴 수명을 지탱해주는 큰 힘이다.

또한 장수인들의 삶에는 언제나 긍정적인 사회적 관계가 자리 잡고 있다. 배우자, 자녀, 이웃과 정을 나누고, 사회와 연결되어 있는 이들은 더 건강하게 오래 산다. 웃음과 즐거움, 봉사와 배움이 이어질수록 면역을 강화하는 NK세포가 활성화되며, 이는 각종 질병으로부터 우리를 지켜준다.

■ 행복한 장수를 위한 실천법

장수의 비밀은 특별한 약속이나 불로초가 아니다. 오히려 단순한 습관 안에 답이 있다.

- 적게 먹고 균형 있게 먹고 과식을 피하고 항산화 식품을 챙겨라.
- 꾸준한 운동으로 가벼운 걷기와 근력 운동을 매일 이어라.
- 사회적 통합으로는 가족과 친구를 아끼고 지역 공동체에 참여하라.
- 정신적 즐거움으로는 웃고, 배우고, 취미와 봉사 속에서 기쁨을 찾아라.
- 사랑과 긍정적인 감정으로는 옥시토신 같은 행복 호르몬을 풍성하게 만드는 삶을 살아라.

장수는 습관의 예술이며 결국 건강하게 오래 사는 비결은 유전적 운명보다 어떤 삶을 사느냐에 달려 있다. 적절한 영양 섭취, 꾸준한 운동, 사회적 관계, 사랑과 즐거움은 인간을 120세, 나아가 150세의 한계 수명 가까이 이르게 할 수 있다.

장수는 기적이 아니라 습관의 예술이다. 우리가 매일 어떤 식사를 하고, 어떤 마음가짐으로 살아가며, 누구와 함께 웃는가가 우리의 남은 시간을 결정한다. 인생은 길든 짧든 결국 순간들의 합이다. 그렇다면 그 순간들을 건강하고 행복하게 쌓아 가는 것, 그것이야말로 진정한 장수의 비밀일 것이다.

9) 구글 500세 프로젝트

구글 500세 프로젝트는 구글 생명과학 자회사 '칼리코(Calico)'가 노화 및 수명 연장을 목표로 진행 중인 장수 연구 프로젝트로, 실제 존재하는 연구 프로그램이다.

그러나 '500세'라는 수명은 구글의 공식 목표치라기보다는 구글벤처스 및 칼리코 관련 인물(빌 메리스, 레이 커즈와일 등)이 '이론적으로 가능하다'라는 취지로 언급해 대중적으로 회자되는 슬로건이다.

칼리코는 2013년 구글이 설립한 바이오테크 회사로, 노화기전, 질병 퇴치, 생명연장 기술 연구를 수행하고 있다.
"500세 프로젝트"로 불리지만, 실제로는 실험동물(벌거숭이두더지쥐 등)을 통한 노화 메커니즘 분석, 인간 유전자·세포 노화 연구 등 다양한 과학적 접근이 핵심이며, 수명 연장의 실제 목표치에 집착하지 않는다.

구글벤처스 대표 빌 메리스나 미래학자 레이 커즈와일 등이 "사람은 500세 이상도 이론적으로 가능할 것" "미래엔 불멸이 가능하다." 등 발언을 해온 바 있지만, 이는 과학적 기대나 전망을 강조한 의견이지, 칼리코의 공식 발표나 특정 성과가 아니다.

구글의 '500세 프로젝트'는 실제로 존재하는 장수·노화 연구의 일환이며, 공식 슬로건이나 정책 목표가 아닌 대중적 상징어에 가깝다.

구글(칼리코)은 노화와 장수에 관한 세계적인 기초과학 및 바이오메디컬 연구그룹으로, 인간 수명 한계에 도전하지만 "500세 달성"이 확정된 기술이나 달성 단계는 아니다.

신뢰도는 높은 편이나, "500세 수명 달성" 자체가 곧바로 실현 가능하거나 실험에 성공한 사실로 받아들이기는 어렵다.

즉, 구글 500세 프로젝트는 실제 진행되는 장수·노화 연구 프로그램이 맞지만, "인간 500세"라는 목표나 결과가 달성된 과학적 사실은 아니다.

구글 장수 연구와 칼리코의 진보는 실존하나, 500세 달성은 과장된 대중적 표현이다.

벌거숭이두더지쥐 연구의 주요 데이터와 해석 방법에 대해 정리하면 다음과 같다.

주요 연구 데이터로 보면 벌거숭이두더지쥐는 아프리카에 서식하며, 몸길이 8cm 내외이나 최대 수명이 30년 이상으로 생쥐보다 5~10배 길고 사람으로 환산 시 약 800세에 해당한다.

곰퍼츠 법칙(Gompertz law)에 따른 일반 포유류의 사망률 증가와 달리, 벌거숭이두더지쥐는 사망률이 거의 일정하게 유지되어 늙지 않는 것으로 나타났다.

연구진이 3,000여 마리를 대상으로 35년간 사육 데이터 분석 결과,

성체가 된 뒤에는 사망률이 하루 1만분의 1로 매우 낮게 일정하게 유지됨을 확인했다.

여왕 벌거숭이두더지쥐는 30세 이상 노령에도 불구하고 번식 능력을 그대로 유지하며, 난자의 사망률도 극히 낮아 평생 번식이 가능하다.
생리적 변화(심장 기능, 뼈 상태, 대사 지표 등) 및 세포 수준(미토콘드리아, DNA 복구 메커니즘 등)에서도 노화 징후가 거의 없어 노화가 억제되거나 매우 느리게 진행된다는 점이 데이터로 확인되었다.

곰퍼츠 법칙을 기반으로 한 연령별 사망률 변화 추적을 통해 노화 지표를 분석한다.
번식력 유지 및 난자 생성의 지속성 데이터를 비교해 생식계 노화 여부를 파악한다.
세포 및 분자생물학적 측면에서 DNA 복구 능력, 미토콘드리아 기능, 세포적 노화지표(예: 노화 세포 축적) 등을 실험적으로 측정한다.

행동 및 생리학적 지표(활동 수준, 통증 반응, 내성 등)를 관찰해 노화 관련 변화 여부를 평가한다.
벌거숭이두더지쥐 연구는 장수 및 노화 억제 메커니즘의 독특한 사례로, 기초 및 응용 노화 연구에 중요한 모델이다. 이를 통해 사람의 노화 기전 이해 및 장수 기술 개발에 활용되고 있다.

칼리코(Calico Labs)가 발표한 핵심 연구 논문 목록을 찾으려면 공식 출판 페이지가 가장 신뢰할 만한 출처이다. 칼리코가 직접 공개한 주요 연구 논문 목록으로 보면 칼리코 공식 연구 출판 페이지에서 칼리코는 자체 웹사이트에서 연구 논문과 발표 자료를 정기적으로 업데이트하고 있다. 여기는 생명과학, 노화 연구, 분자생물학, 유전체학 관련 논문들을 볼 수 있다.

〈출처: calicolabs.com/publications〉

10) 직업별 알아보는 평균 수명

순위	직업군	평균 수명(세)	특징 및 해석
1	종교인	80	정신적·육체적 수양과 규칙적인 생활, 절제된 습관으로 장수
2	정치인	75	은퇴 없이 활동하며 스트레스 관리 가능, 비교적 안정적 생활
3	교수	74	지적 활동과 규칙적인 생활, 안정된 사회적 위치
4	기업인	73	경제적 안정과 리더십 역할, 다만 업무 스트레스 동반
5	법조인	72	높은 책임감과 사회적 지위, 스트레스 존재
6	고위공직자	71	정체적인 생활과 안정성 있지만, 업무 압박 존재
7	연예인	70	불규칙한 생활, 심리적 압박, 대중의 기대와 변화에 민감
8	예술인	70	창의적 활동 중 스트레스와 심리적 불안감, 불규칙성 존재
9	체육인	67	신체적 활동 많으나, 부상과 경기 압박으로 인한 위험 증가
10	작가	67	고립된 작업 환경, 정신적 스트레스, 생활 습관 불규칙
11	언론인	67	빠른 속도와 높은 스트레스 환경, 수면 부족과 정신적 불안

〈출처: 통계청〉

신체 활동이 많고 위험 노출이 큰 직종일수록 사망 위험이 증가하는 경향이 관찰된다. 반대로 비교적 안전하고 규칙적인 생활환경에서 근무하는 직군은 평균수명이 더 긴 경우가 많다.

국내외 다수 연구에서 이 같은 경향이 반복 확인되었다. 국내 연구의 대표적 결과를 보면, 오랜 기간 축적된 자료 분석에서 종교인, 교수, 정치인, 기업인 등의 직군이 상대적으로 높은 평균수명을 기록하는 반면, 언론인, 예술인, 체육인, 작가 등의 일부 직군은 상대적으로 낮은 수명을 보였다는 시기가 있다.

다만 시기별 변화와 표본 구성에 따라 순위가 변동하기도 한다. 국제 비교 연구에서도 직업군 간 기대여명 차이가 나타나며, 건강 상태와 생산연령, 직업 특성 간의 연관이 뚜렷하게 보고된다.

특히 육체적 활동이 많거나 실내 근무 비중이 높은 직종에서 건강상태의 악화가 수명에 반영되는 경향이 있다.

종교인, 교육계, 고위 공직자/정치인의 특징을 보면 비교적 규칙적 생활 리듬, 사회적 지지망이 강하고 스트레스 관리에 용이한 환경, 안정된 소득과 건강관리 적극적이다. 종교인처럼 규칙적 생활 습관과 스트레스 관리가 뚜렷한 직군은 수명 측면에서 유리한 경향이 관찰된다. 또한 대학 교수나 고위 공직자처럼 사회적 책임성과 건강에 대한 관심이 높은 경우가 많아 건강 행동이 잘 정착되는 경향이 있다.

수명 요인으로 보면 규칙적 수면-식사 패턴, 금연·절주 문화의 확산 가능성, 사회적 네트워크의 지지 효과, 의료서비스 접근성이 높다. 국내 연구의 직종별 수명 순위에서 종교인, 교수, 정치인 등이 상위에 위치하는 경향이 확인된다. 국제 연구에서도 직종 간 건강상태 차이가 생존 기간에 반영될 수 있음이 시사된다.

기업인, 경영진, 고위 관리층의 특징을 보면 고수익 계층으로 건강관리 자원이 풍부하고 여가 및 건강관리 활동에 대한 투자 여력이 크다. 다만 직무 스트레스와 업무 강도가 높아 만성적 스트레스와 수면의 질 저하가 수명에 미치는 역효과도 무시할 수 없다.

수명 요인으로 보면 의료 접근성, 생활 습관 개선에 대한 자원, 사회적 지지망의 질이 좋다. 근거로 보면 국내 전반적인 직업별 수명 분포에서 기업인과 고위공직자 계열이 비교적 상위에 나타나곤 했다. 다만 시점과 표본에 따라 차이가 있어 주의가 필요하다.

언론인, 체육인, 예술인, 작가 특징을 보면 업무 특성상 신체활동의 강도와 직무 스트레스가 큰 편이며, 불규칙한 근무시간과 야간근무가 잦은 경우가 많다. 체육인은 신체활동 강도가 높아 심혈관 위험 증가 가능성이 제시되고, 예술인 및 언론인은 직업적 불안정성과 스트레스가 수명에 영향을 줄 수 있다. 수명 요인으로 보면 수면 리듬의 불규칙성, 과도한 음주/흡연 가능성, 불안정한 소득으로 인한 생활 스트레스가 많다.

한국 연구에서 언론인, 예술인, 체육인, 작가가 상대적으로 낮은 수명을 보인다는 결과가 보고된 바 있다.

또한 국제 연구에서도 육체적 활동 외 사람의 건강 상태와 삶의 질 사이의 차이가 생존 기간에 반영되었다는 결과가 있다.

공공안전 직군(경찰/소방 등)과 의료인 특징을 보면 고강도 작업, 사고 위험, 스트레스 높은 환경에서의 직무가 많다. 이러한 요인은 심혈관 건강과 만성질환 위험에 영향을 줄 수 있으며, 업무 특성상 불규칙한 생활 리듬이 수명에 부정적 영향을 미칠 수 있다.

수명 요인으로 보면 직무 관련 위험 노출, 피로 누적, 규칙적 의료 관리의 필요성이 있다. 다양한 직군 중에서도 일부 연구에서 경찰, 소방, 의료인 등은 평균 수명에서 불리한 경향이 나타났다는 점이 지적되었다(일부 시기/지역 연구에서 관찰).

수명 차이에 작용하는 구체적 메커니즘을 보면 건강기대여명과 총기대여명 간의 차이를 보면 총기대여명은 생존 기간의 길이를 직접 반영하고, 건강기대여명은 생존 기간 중 건강 상태를 반영한다. 직업군 간 건강기대여명 차이는 건강관리의 질과 관리의 지속성, 그리고 생활 습관 차이가 큰 역할을 한다는 점이 다수의 연구에서 일관되게 보고된다.

예를 들어, 비육체직이 육체직보다 건강기대여명이 더 높은 경향이 있다는 분석들이 있다. 직업계층과 사회경제적 지위로 보면 소득/자원 접근성은 건강행동의 지속성에 직접 영향을 미친다.

영국 ONS 연구 및 국내 자료는 사회경제적 지위 차이가 기대여명과 건강수명에 큰 차이를 만든다고 지적한다. 이 차이는 교육수준, 주거환경, 직업적 노출 등 복합 요인으로 구성된다. 직업별 노출과 생활환경을 보면 육체노동, 야간노동, 실내/실외 작업의 차이가 건강에 미치는 영향을 달리한다. 고강도 육체노동은 특정 건강 문제의 위험을 증가시키는 반면, 규칙적 실내근무의 경우 스트레스 관리와 건강관리의 기회가 더 많다.

스트레스와 수면의 질로 보면 직업 특성상 스트레스 수준과 수면 질이 수명에 직접적인 영향을 미친다. 연구들에선 스트레스 관리와 수면의 질이 건강수명과 생존기간에 큰 차이를 만들어낸다고 지적한다.

실용적 시사점정책적 시사로 보면 직업군별 기대여명 차이를 고려한 은퇴 연령 설계나 연금 정책에 건강상태를 반영하는 방식의 모형이 논의되고 있다. 건강 상태를 포괄하는 다중상태 생명표를 이용하면 직업군별 차이를 더 정밀하게 반영할 수 있다.

직업별 건강위험 요인을 이해하고, 특히 수면, 스트레스 관리, 규칙적 신체활동, 금주/금연 습관의 유지가 중요하다. 직업 특성상 위험에 노출되기 쉬운 사람은 예방적 보건관리와 정기검진을 강화하는 것이 수명 연장에 기여한다. 기업 차원에서 직무 설계에서 건강영향을 고려한 작업환경 개선, 야간근무의 회피 가능성, 휴식 시간 확보, 실내외 작업 환경의 균형이 수명과 삶의 질을 높이는 데 기여해야 한다.

직업별 평균수명은 표본 구성, 분석 시점, 지역 및 연령 구성에 따라 달라질 수 있다. 특정 직군의 수명 차이가 크게 보일 수 있는데, 이는 직업의 선택 요인(사회경제적 위치, 학력, 건강신념)에 다를 수 있다. 따라서 직군 간 수명의 차이가 반드시 직업 자체의 위험성 때문만은 아닐 수 있다.

〈출처: Occupation-Based Life Expectancy: Actuarial Fairness in ..., PMC (2021), Occupational differences in mortality and life expectancy ..., PMC (2022), Occupational physical activity and mortality risk among 756 ...», ScienceDirect (2024)〉

⑦ 항산화의 미래를 여는 기술
– (주)에스오디랩의 SOD 비전과 도전

■ SOD 기술이 바꾸는 건강산업의 패러다임

2025년 하반기, 에스오디랩은 새로운 전환점을 맞이했다. 10년 넘게 축적된 SOD 연구기술을 기반으로 한 제품 혁신이 본격적인 결실을 맺으며, 브랜드 닥터에스오디의 미래 방향 또한 한층 강력한 추진력을 얻었다

그 중심에는 제품 라인 확장, 의료기관 전용 플랫폼 구축, 전문 인력 보강, 그리고 대규모 교육 인프라 확충이라는 네 가지 축이 자리하고 있다

■ 약국·병원 전용몰의 탄생

2025년 하반기, 닥터에스오디는 약국과 병원 전용 온라인몰을 새롭게 개설한다. 이 플랫폼은 단순한 판매 창구가 아니라, 의료 현장과 소비자를 직접 잇는 전문 유통망이자 신뢰의 통로가 될 것이다.

정확한 제품 정보 제공과 빠른 주문 시스템을 통해 약사, 의사, 환자 모두에게 최적의 접근성과 편의를 제공한다.
이는 향후 에스오디랩이 의료 전문 유통 시장으로 무대를 넓히는 첫 걸음이 된다.

■ 신제품 라인업의 전략적 확대

강력한 항산화와 세포 보호 효과로 입증된 SOD 기술은 이제 남성·면역·관절·피부 분야까지 확장되고 있다. 2025년 하반기 발표될 신제품들은 기능성과 혁신성이라는 두 축 위에서 개발되었다.

① 남성 활력제 '닥터에스오디 울트라 슈퍼파워'
체내 산화스트레스 완화와 에너지 대사 개선에 초점을 맞춘 남성 성기능 건강 제품으로, SOD를 중심으로 한 혁신 포뮬러가 활력 증진을 돕는다. 닥터에스오디 프로폴리스&아연은 천연 프로폴리스에 아연을 더한 면역 강화용 보충제로, 피로 회복과 체내 방어력 증가를 위한 차세대 건강 솔루션이다.

② 관절 건강 제품 '관절튼튼'
관절 기능 개선과 통증 완화를 지원하는 복합 보조제. 활력 있는 일상을 돌아가게 하는 실질적 건강 파트너로 자리 잡을 것으로 기대된다.

■ 스테디셀러의 진화 – '닥터에스오디 이뮨 플러스'

기존의 대표 제품 '닥터에스오디 더블업플러스'는 한 단계 진화한다. 새로운 이름, '이뮨 플러스(Immun Plus)'로 업그레이드된 이 제품은 체내 항산화 시스템을 보다 깊이 활성화하여 면역 중심 건강 개선에 집중한다. 향후 에스오디랩의 주력 제품군으로 글로벌 시장 진출을 후속 목표로 두고 있다.

■ 뷰티 라인의 확장

에스오디랩의 비전은 단순한 건강기능식품을 넘어, 인체 전반의 건강-뷰티 통합시대를 지향한다.

폼 클렌징은 자극 없이 노폐물을 제거하며 피부 장벽을 보호하는 저자극 고보습 세정제이다.

선크림은 자외선 차단과 피부 진정 효과를 결합한 고기능성 제품으로, 미세먼지와 외부 자극으로부터 피부를 지켜준다.

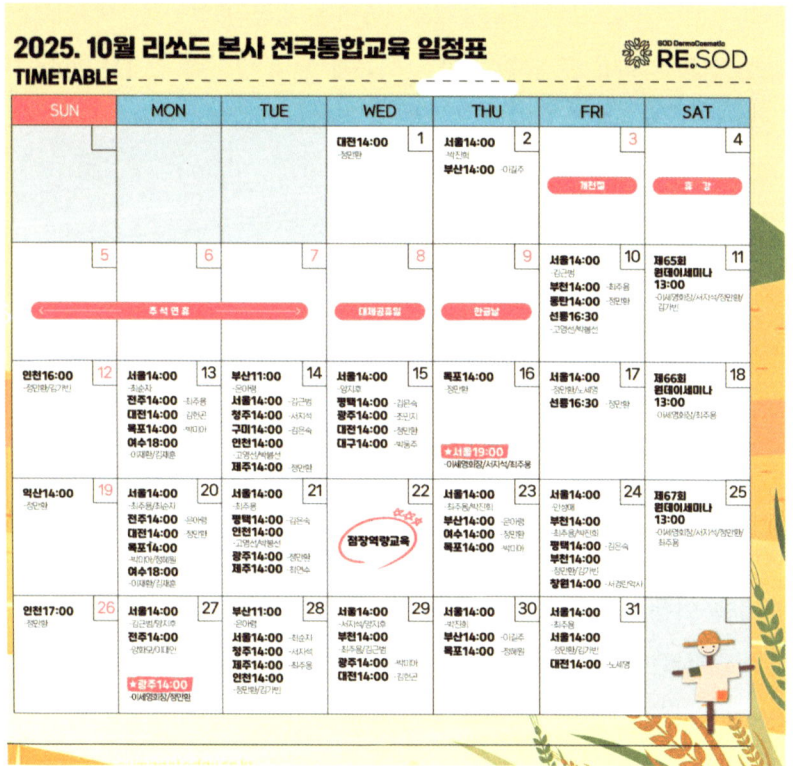

■ 지식과 네트워크의 공간 확장

- 서울 강남에 신규 강의장 및 사무실 오픈
- 부산 지역 강의장 신설대구 강의장 이전 및 확장 오픈
- 세종 본사에 400석 규모의 초대형 교육장 완공

이들 공간은 단순한 업무시설이 아니라, 의료 전문가·파트너·고객이 함께 성장하는 플랫폼으로 설계되었다.

직원 교육, 고객 세미나, 건강정보 강좌 등 다양한 형태의 커뮤니케이션이 이 공간을 중심으로 이어진다.

■ 전문 인력과 임상 연구의 강화

에스오디랩은 의사 직원을 직접 채용하여 제품 설명회, 의료세미나, 임상 컨설팅 등 전문성을 높여가고 있다. 특히 한양대학교병원과 협력하여 진행되는 당뇨 임상시험은 기업의 과학적 신뢰성을 한층 끌어올리는 프로젝트다.

이 연구는 SOD의 혈당 조절 및 대사 항산화 효과를 임상적으로 검증하는 중요한 사례가 될 전망이다.

에스오디랩에서 개발 중인 당뇨치료제는 실제로 한양대학교 의과대학 병원에서 임상시험을 진행하고 있다. 에스오디랩은 2025년 당뇨 기능성 건강기능식품 출시를 앞두고 있으며, 한양대학교 의과대학 임

상병리과와 협력하여 당뇨 환자들을 대상으로 대학병원 임상시험을 준비 및 시행하고 있다고 공식적으로 발표했다. 임상시험의 주요 내용은 SOD 기반 기능성 건강식품의 당뇨 개선 효능을 확인하는 것으로, 환자를 대상으로 실제 효과, 안전성, 복용에 따른 혈당 관리 등 임상적 데이터를 확보한다. 기관은 한양대학교 의과대학 임상병리과와 정식으로 협력하고 있으며, 2025년 하반기에 제품 출시와 임상시험을 동시에 진행할 것이라고 발표했다.

에스오디랩의 SOD 기반 당뇨치료제는 기존 약물과 달리 항산화·항염증 효과와 안전한 건강 개선을 목표로 하며, 당뇨 환자의 혈당 조절 및 합병증 예방 분야에 새로운 의료적 가능성을 제시한다.

바이오 SOD 전문기업 에스오디랩이 호주 당뇨 전문의 신지원 의사와 체결한 글로벌 임상연구 협약은 동서양 의학을 아우르는 당뇨 솔루션 개발의 한 획을 긋는다고 할 수 있다. 글로벌 전문성과 항산화 혁신을 위해 에스오디랩과 신지원 당뇨 전문의의 협약을 통해 동서양 당뇨 전문성이 만났다.

2025년 7월, 에스오디랩 이세영 대표는 세종 본사에서 27년 경력의 호주 당뇨 전문의 신지원 의사를 임상시험 자문위원으로 위촉하는 협약식을 개최했다. 신지원 의사는 고려대학교 간호학 학사, 호주 간호학 학사, 노인학 석사, 당뇨 전문의 자격을 갖추는 등 다양한 식견을 겸비한 베테랑이다. 그는 호주 Royal North Shore Hospital 근무와 NGO 의료봉사, 국제 당뇨 심포지엄 대회 수상 경력 등으로 국제적인 신뢰를 쌓아왔다. 한국은 아직 당뇨 전문의 제도가 정착되지 않아 내과 전문의 중심의 진료가 대부분인데, 에스오디랩은 그 한계를 뛰어넘고자 세계적 수준의 호주 당뇨 전문의를 자문위원으로 영입해 임상 과정을 더욱 세밀하고 전문적으로 설계했다. 이 전략은 임상 데이터의 신뢰성을 높이고, 국내외 의료시장 모두에서 우수성을 인정받는 길을 열었다.

미래를 여는 항산화 임상과 혁신으로, 신지원 전문의와의 협약을 통해 기존 내과 진료의 경계에 얽매이지 않는 '전문가 중심의 임상 교육 플랫폼'이 가동된다. 제품 검증, 임상 설계, 논문 발표까지 이어지는 이번 협업은 동서양 의학 융합의 실제 성과로, 미래형 항산화 치료제 개발의 초석이 될 것이다. 이번 협약은 국내외 전문가 교류와 혁신적인 항산화 기술이 만난 글로벌 임상연구의 대표적인 모델로 자리매김할 것이다. 에스오디랩의 '닥터에스오디 혈당케어 플러스'는 신지원 의사가 제시한 진정한 전문성과 글로벌 표준이 더해진 차별화된 과학적 당뇨 케어의 미래를 보여준다.

■ 에스오디랩의 성장 스토리와 상장 비전

에스오디랩의 이야기는 단순한 건강식품 회사의 성장 기록이 아니다. 이는 대한민국에서 활성산소 제거 효소(SOD)를 산업화한 선구적 사례이며, 국내 바이오 연구가 어떻게 세계 시장으로 뻗어갈 수 있는지를 보여주는 실험기록이기도 하다.

10년 이상의 연구 끝에 2018년, 에스오디랩은 자체 원료화에 성공했다. 현재 생산 중인 원료의 함량은 1ml당 5,796activity, 제품 기준으로는 1병당 최대 100,000 Unit에 달한다.

이는 전 세계 유수의 기관이 인증한 수치로, 그 기술력은 국내외 시장에서 독보적이다. 탈모 케어 브랜드 '나와모'의 히트는 한 번의 성과가 아니었다.

하루 매출 1억 원, 연 매출 수백억 원이라는 실적은 SOD 기술이 실질적인 비즈니스로 자리 잡았음을 입증했다. 2024년 이후 에스오디랩은 코스닥 상장을 위한 IR, 지정감사, 벤처 인증 등 절차를 본격화하며 '기술평가 우수', '연매출 100억 돌파', '신제품 파이프라인 확보'라는 세 가지 성과를 기반으로 주식시장 진입을 준비하고 있다.

■ **SOD 기반 당뇨·비만·항암 치료제와 에스오디랩 주가 전망**

혁신과 미래 21세기 건강 위기의 중심에는 당뇨병과 비만이 있고, 전 세계적으로 급증하고 있다.

미국 성인의 약 40%가 비만인 상황에서, 전통적 치료법의 한계는 분명하다. 한편, 암 치료에서도 수술과 항암제가 주된 치료법이지만 여전히 완치는 어려우며, 항암제 부작용은 환자의 건강을 더욱 악화시키는 문제로 남아 있다.

이런 가운데 SOD(슈퍼옥사이드 디스무타제)를 기반으로 한 치료제 개발이 주목받으며, 당뇨·비만·항암 분야 모두에서 혁신적 전환을 예고하고 있다.

■ 당뇨와 비만, SOD가 만드는 새로운 희망

당뇨와 비만은 활성산소 과다로 인한 세포 손상과 염증이 주요 원인인 복합대사질환이다. SOD는 체내 활성산소를 분해해 대사 및 염증 조절을 통해 질병 진행을 억제한다.

기존 치료제 대비 차별화된 치료효과와 부작용 완화 가능성이 있어 노보노디스크의 '오젬픽'과 '위고비'와 함께 주목받고 있다.
전문가들은 비만 치료제 시장이 10년 내 260조 원 규모로 성장하며, 보험 적용 확대가 이뤄지면 더 대중화될 것이라 본다.
이 같은 변화는 글로벌 제약시장의 구조까지 바꾸는 중대한 혁신이다.

■ 암 치료, 기존 항암제의 한계와 SOD 항암제의 가능성

기존 항암제는 암세포 일부만을 죽이고 내성 세포는 생존하여 재발을 낳는다. 심각한 부작용은 면역세포와 정상세포까지 공격해 환자의 건강을 악화시키는 결과를 만든다. 따라서 면역세포의 기능 회복을 목표로 한 새로운 치료법 개발이 시급하다.

SOD 기반 항암제는 세포 보호와 면역 활성화에 중추적 역할을 하여 기존 항암제의 한계를 극복할 가능성을 보여준다.
전 임상 및 임상 연구에서 점차 가능성이 입증되면서 에스오디랩 같은 기업들에게 천문학적인 성장 기회를 제공한다.

에스오디랩의 미래와 주가 전망으로 보면 에스오디랩은 아직 당뇨, 비만, 항암 치료제를 시장에 내놓지 않았으나, SOD 관련 혁신 연구를 통해 차세대 신약 개발에 박차를 가하고 있다.

본격적인 임상 성공과 신약 출시 시 단기 주가 10~30% 상승, 장기적으로는 수배의 증가가 전망된다. 이는 글로벌 바이오 기업들이 신약 임상 단계에서 보여준 전형적 패턴과 엇비슷하다.

한편, 임상 실패 위험, 규제 문제 등 단기 변동성도 불가피하며, 투자자들은 신중한 접근이 요구된다. 경제적 파급력과 국가 성장덴마크 노보노디스크가 제약 산업으로 GDP 성장에 크게 기여한 사례는, 한 기업이 국가 경제와 사회에 미치는 긍정적 효과를 보여준다. 에스오디랩 역시 국내외 제약산업의 새로운 성장 동력으로 평가받으며 국내 바이오산업 경쟁력 향상에 이바지할 가능성이 크다.

SOD 기반 신약은 단순한 치료제 그 이상, 인류 삶의 질과 건강수명 연장에 기여하는 혁신 신호탄이다. 에스오디랩은 이 물결의 중심에서 미래 산업과 자본시장을 선도할 잠재력을 지니고 있다.

에스오디랩은 최근 강남 차병원 등 주요 의료기관에서 암 치료제를 목표로 임상 연구 협력과 실제 임상시험, 논문 발표를 진행하고 있다. SOD(슈퍼옥사이드 디스무타제) 기반의 솔루션은 기존 항암제와 달리 활성산소 억제, 면역력 향상, 대사 개선 같은 자연치유와 대체 의학적 효과에 초점을 맞춘다.

2025년, 바이오인프라의원과 에스오디랩(닥터에스오디)은 강남 차병원과의 임상 연구를 통해 혈액 내 다중 바이오마커와 SOD를 활용하여 폐, 간, 위, 대장, 췌장, 전립선, 유방, 난소 등 8대암의 위험도를 진단하고 개인 맞춤형 암 관리 및 치료 임상시험을 위해 협력한다. 이 임상 프로그램은 전통적 항암 성분뿐만 아니라 대사 치료, 자연치유, 면역·혈관·대사 흐름까지 통합적으로 접근하는 대체·보완 의학적 암 치료제로 주목받는다.

SOD 기반 암 치료제 연구의 의미는 기존 항암제의 내성, 부작용, 치료 한계를 극복하는 대안으로 부상하고 있다. SOD의 강력한 항산화 작용은 활성산소와 암세포 성장을 억제하고 치료 효과를 기대하게 하며, 암 환자의 맞춤 관리와 삶의 질 향상, 항암제 독성 감소 및 면역력 증강 사례 확대로 이어진다. 논문 및 실적으로 강남 차병원을 포함한 바이오인프라와 관련 기관들은 SOD를 활용한 임상 결과와 논문 발표를 통해 암 환자 관리에 의미 있는 성과를 내고 있으며, 대사 치료와 자연치유 의료 서비스에 적극 도입한다. 이처럼 차병원 등과 협력하여 임상적 근거와 실전 암 치료 데이터를 축적하는 데 적극적으로 참여하고 있다.

■ SOD 항노화, 혁신 진단과 치료의 핵심

 토종 K-바이오 'SOD' 전문 기업인 주식회사 에스오디랩과 항노화 클리닉 전문 제타리움 의원의 협약은 첨단 바이오 항산화 치료의 새로운 이정표가 된다. 이는 SOD와 미래 항노화가 결합된 에스오디랩-제타리움 의원 혁신 항노화 프로그램으로, 바이오 기술과 줄기세포, 그리고 SOD의 만남이라고 할 수 있다.

 2025년 7월 28일, K-바이오 항산화 기술의 선두주자 에스오디랩 이세영 대표는 서울 강남에 있는 제타리움 의원 박태혁 대표원장과 항노화 클리닉 혁신을 위한 공식 협약을 진행했다. 제타리움 의원은 줄기세포와 NK세포 연구 및 임상에서 명성을 얻은 항노화 전문 클리닉으로, 100세 시대 노화와 피부, 탈모 등 난제 해결에 앞장서고 있다. 노화가 진행되면 줄기세포와 NK세포, SOD(슈퍼옥사이드 디스무타제)의 활성도가 모두 저하되어 피부 염증과 세포 노쇠가 가속화된다. 박태혁 대표원장 연구팀은 SOD의 항산화력이 줄기세포 활성 및 면역력 증진과 직접 연계되어 있음을 밝혔고, 실제로 항노화 클리닉에 SOD를 접목하여 임상과 치료 효과를 분석하고 있다. 협업을 통해 양 기관은 앞으로 SOD에 줄기세포와 NK세포를 더한 연구와 다양한 임상시험을 본격적으로 진행한다. SOD가 중심이 되는 항노화 프로그램 구축과 탈모, 피부 노화 개선, 암 등 난치성 질환 치료 확대, 그리고 다양한 SOD 제품을 클리닉 내 진료 및 치료에 도입한다는 공동 비전을 바탕으로 양사 간 시너지를 극대화할 계획이다. 박태혁 대표원장은 "이번 협약으로 기존 항노화 프로그램을 더 진일보시키고, 탈모와 피부 노화, 나아가 암 치료까지 SOD를 적극 활용하겠다."라고 강조하며 혁신과 확장의 포부를 밝혔다. 에스오디랩의 항산화 솔루션은 병원 내 혁신 임상과 제품 사업 확장에 핵심적인 변화 동력이 될 전망이다. SOD의 항산화 능력을 줄기세포와 NK세포 연구와 결합한 제타리움 의원의 미래형 항노화 프로그램은 바이오-의료 통합 혁신의 대표 모델이며, 건강한 장수와 웰빙 실현을 위한 중요한 실천이 되고 있다.

한편, 바이오 기업 에스오디랩과 첨단 AI, 양자 진단 기반 미래 병원 밸런스 웰가 의원이 체결한 SOD 항노화 플랫폼 협약은 차세대 의료 혁신의 문을 여는 중요한 사건이다. 에스오디랩-밸런스 웰가 통합 항노화 플랫폼은 미래 병원과 통합의학의 새로운 지평을 열며 미래 의학을 여는 SOD와 AI, 양자 진단의 융합을 보여준다.

2025년 8월, 서울 강남 봉은사 인근에 자리한 미래지향형 병원 밸런스 웰가 의원 나광문 대표원장과 SOD 항산화 기술의 선구자 ㈜에스오디랩이 바이오, AI, 양자 정보 진단, 그리고 SOD 항산화력을 접목하는 대형 업무 협약을 체결했다. 밸런스 웰가는 진단 검사, 파동 치료, 줄기세포, 미토콘드리아 치료 등 첨단 의학을 아우르는 플랫폼 병원으로, 이번 협약을 통해 SOD 항산화 기술의 임상이 결합된 세계 최초의 미래 의료 융합 솔루션을 선언했다. SOD를 활용한 항산화·항노화 기술은 최근 텔로미어 유전자 분석, 줄기세포, 미토콘드리아 응용 치료와의 융합을 넘어, AI 기반 양자 진단 시스템 의학의 핵심으로 평가받는다. 에스오디랩의 닥터에스오디 혈당케어 플러스 등 신제품은 기존 항산화 케어와는 차별화된 정밀 의료 패러다임을 제시하며, AI와 양자 진단 결과에 실질적인 해결책을 제공한다. 글로벌 표준을 꿈꾸며 양사는 앞으로 AI-양자 진단 시스템과 파동, 줄기세포 엑소좀 치료 등 첨단 치료를 SOD 항산화와 통합한 미래형 의료 플랫폼을 구축한다. 이는 단순히 한 기업이나 병원을 넘어, 국제적인 통합의학 혁신 표준으로 도약할 기반이 된다. 밸런스 웰가 의원 나광문 대표원장은 "환자의 세포 수준에서 균형을 회복하는 새로운 통합의학의 장을 열겠다."라며, 환자 중심과 미래 지향의 진료 목표를 제시했고 SOD에 AI와 양자 진단 기술이 접목된 혁신 의료의 미래를 자신 있게 약속했다. 정밀 진단, 맞춤 치료, 항산화 임상 데이터를 연결하는 통합 플랫폼은 만성 질환과 난치성 질환, 항노화 분야에 새로운 치료 길을 제시한다. 결국, 에스오디랩과 밸런스 웰가 의원의 SOD 기반 항노화·AI·양자 통합 진단 및 치료 플랫폼은 세계 의료계를 선도하는 미래 병원의 표준 모델로, 첨단 과학과 천연 항산화의 융합이 어떻게 건강한 장수 시대를 뒷받침할 수 있는지를 보여준다.

■ SOD 기반 미래형 여성 건강관리

바이오 전문기업 에스오디랩과 산부인과 전문의 배은림 원장이 함께한 여성 갱년기 질환 치료 임상연구 협약은 미래 여성 건강을 위한 새로운 전환점으로 기록된다. SOD와 여성 갱년기 건강의 미래, 에스오디랩과 배은림 산부인과의 협약을 통해 변화하는 여성 의학, 변화하는 삶의 방향을 엿볼 수 있었다. 100세 시대를 맞아 의료 패러다임은 출산 중심에서 부인과 질환, 갱년기 관리로 변하고 있다.

여성의 체질 변화, 갱년기 증상과 합병증 증가는 산부인과에서 더욱 정교한 연구와 치료가 절실함을 보여준다. 실제로 갱년기 증상은 자궁암, 난소암, 순환기 질환, 당뇨, 고혈압 등 생명을 위협할 수 있는 문제로 이어질 수 있어 예방적 관리가 강조된다.

30년 이상 여성 건강을 책임져 온 배은림 원장은 목포 미즈아이, 구미 아리아 여성의원 등 전국적으로 인정받는 산부인과 권위자이다. 에스오디랩은 SOD(슈퍼옥사이드 디스무타제)의 항산화·항염증 효과에 착안하여 기존 약물치료에 의존하지 않는 천연 대사치료와 건강기능식품 기반의 솔루션을 추구한다. 이렇게 베테랑 전문의와 혁신 바이오 기업, 두 주체의 만남은 갱년기 여성 특화 연구와 임상 진료, 신제품 개발로 이어지고 있다.

에스오디랩의 닥터에스오디 더블업플러스와 곧 출시될 닥터에스오디 갱년기 건강 케어 플러스는 항산화효소를 통해 체내 활성산소 제거, 대사 균형 회복, 면역 강화, 염증 완화 등 여성의 삶의 질을 높이는 차별화된 솔루션을 제공한다. 양측은 대학병원 임상시험, 논문 발표, 임상 데이터 공유 등 과학적 근거에 바탕한 진료 및 제품 개발에 집중할 계획을 밝혔다. 이번 협약으로 연구와 글로벌 헬스케어의 확장이 기대된다. 양측은 단순 판매와 처방을 넘어, 객관적 임상연구와 전문 논문 발표, 장기적 건강 데이터 기반 맞춤형 케어에 중점을 두기로 했다. 이는 기존 서양의학 및 약물 위주에서 SOD 중심의 자연 치료와 통합의학으로 여성 갱년기 관리 트렌드를 이끄는 새로운 기준이 될 전망이다.

에스오디랩과 배은림 원장의 협업은 SOD 항산화효소 기반의 갱년기 건강 솔루션이 실제 임상과 의료 현장에서 어떻게 기능적, 과학적으로 활용되는지를 보여주는 대표적 사례이다. 이 임상 프로젝트는 여성 건강 분야에서 천연 항산화 치료 시대의 개막을 알리는 역사적 발자취가 될 것이다.

■ SOD, 미래형 치과의료의 열쇠

에스오디랩과 린여성병원 치과 간의 협약은 구강 건강의 혁신을 보여준다. 수명이 점점 늘어나면서 건강한 구강과 치아 관리의 중요성이 사회적 이슈가 되었다. 임플란트와 심미보철 등 의료기술은 발전하고 있지만, 치명적 바이러스와 오염, 환경 스트레스 등으로 구강질환은 오히려 증가하는 추세이다. 이러한 변화 속에서 SOD(슈퍼옥사이드 디스무타제) 기반 치과 진료가 미래형 구강 케어로 주목받는다.

전문가들의 만남도 이어졌다. 린여성병원 치과 이동주 원장은 연세대학교 치과대학 졸업, 국군 수도통합병원 근무, 국립과학수사연구소 법의관, 인천국제공항 의료센터장 등 풍부한 경력과 권위로 잘 알려진 치과 전문의이다. 이동주 원장은 신규 업무 협약을 통해 에스오디랩과 함께 SOD를 활용한 혁신적인 치과 치료와 임상연구, 복합 치과 프로그램 개발에 앞장선다.

SOD는 치주 건강에도 중요한 역할을 한다. 식약처 건강기능식품 가이드라인 "잇몸 건강" 편에 따르면 SOD 항산화효소 활성과 항염, 항균 등 바이오마커가 잇몸 건강의 핵심 인체 사용 지표로 선정되었다. SOD는 활성산소로부터 지지 조직을 보호하여, 치주질환 예방과 완화에 효과적인 작용 기전을 입증했다. 과학적으로 입증된 SOD 항산화력은 구강 내 만성염증과 세포 손상을 줄여주며, 차별화된 케어를 가능하게 한다.

이렇게 양 기관은 SOD를 기반으로 한 진료와 케어 사업, 다양한 임상시험 및 연구를 함께 준비하며, 실제 치과 치료 프로그램에 SOD를 적극 도입하기로 합의했다. 차별화된 의료 서비스와 환자 만족도 향상, 그리고 향후 다양한 제품군 개발 및 판매까지 협업을 확장한다. 린치과 이동주 원장은 이번 협약을 통해 "더 발전된 미래형 치과 진료 프로그램을 만들겠다. 특히 잇몸 건강과 구강질환 치료에 SOD를 적극 도입하겠다."라고 포부를 밝혔고, 이는 치과 환자의 장기적인 건강 증진을 위한 혁신에 대한 의지를 보여주었다.

이 업무 협약은 SOD 기반 항산화·항염 케어의 임상적 효과, 그리고 치과 치료의 새로운 패러다임을 여는 첫걸음이 될 것이다. SOD의 과학적 바이오마커, 임상시험, 의료 협력 모델은 현대 치과의료와 구강 건강의 진화 방향을 제시한다.

SOD
superoxide Dismutase

SOD, 어떻게 활용할까?
– (주)리쏘드 제품으로 보는 실제 적용

1) 에너지 & 항산화 케어 - 닥터에스오디 라인

1-1) 닥터에스오디 더블업플러스

머리부터 발 끝까지 빈틈없는 풍성한 에너지
진짜 탈모 관리의 시작은 필수 성분 섭취부터!
닥터 에스오디 더블업플러스 [Dr.SOD Double-up+]

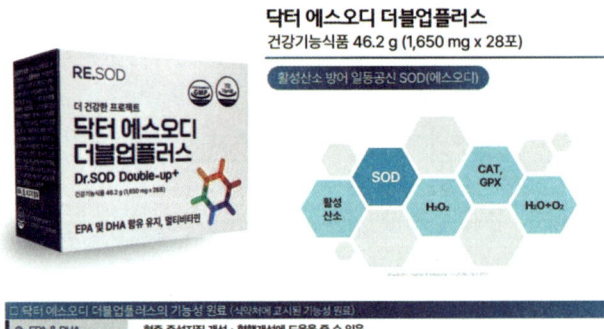

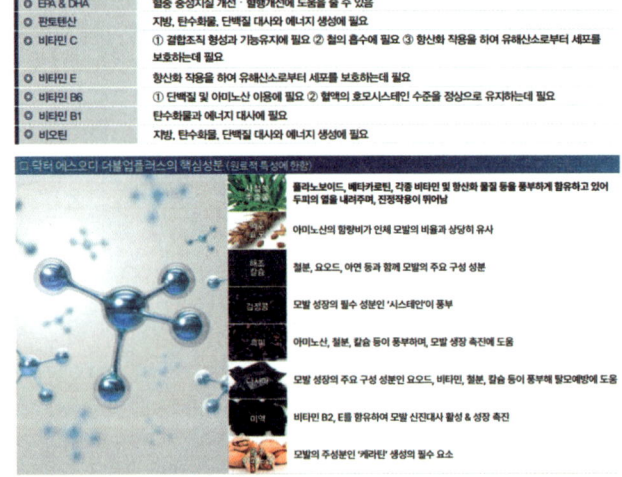

■ 제품 소개

우리는 매일 수많은 활성산소에 노출된다. 스트레스, 수면 부족, 인스턴트 식단, 미세먼지, 자외선 등은 모두 체내 산화 스트레스를 높이고, 세포 노화와 염증의 원인이 된다. 이때 중요한 것이 항산화 방어 시스템, 그리고 그 중심에 있는 효소가 SOD(Superoxide Dismutase)이다.

'닥터에스오디 더블업플러스'는 이 SOD를 직접 섭취할 수 있도록 설계된 건강 기능 식품 기반의 항산화 솔루션이다. 우리가 먹는 식사만으로는 충분한 항산화효소를 확보하기 어려운 상황에서, 이 제품은 고함량 SOD를 소화 가능한 형태로 제공하여 체내에서 직접 항산화 작용을 도와준다.

일반적인 항산화 성분(비타민C, E 등)은 일회성 항산화제에 가깝지만, SOD는 반응성 활성산소를 '초기에' 해독하는 엔진 같은 존재이다. 노화를 예방하고 싶다면, 단순한 영양 보충이 아니라 SOD 기반의 활성산소 '제거 시스템'을 강화하는 것이 필요하다.

이 제품은 매일 섭취하는 항산화 루틴을 통해 세포 에너지 유지, 만성피로 감소, 염증 부담 감소 등 보다 근본적인 건강 회복에 도움을 줄 수 있으며, 몸속에서 SOD가 어떻게 작용하는지를 이해하면 '피부', '두피', '혈관' 등 다른 신체 부위에서의 활용도 자연스럽게 연결된다.

항산화는 젊음을 유지하는 방패다.
SOD는 그 방패의 가장 앞선 선봉장이다.

■ 주요 효과 및 특징

(1) SOD(슈퍼옥사이드 디스무타제)

　인체 내 1차 방어 항산화효소로, 초과산화물(Superoxide)을 무해하게 전환시켜 세포 손상, 노화, 염증을 막는 데 도움을 준다. 닥터에스오디 더블업플러스는 사철쑥 추출물 유래 SOD를 사용하며, 기존 원료 대비 함량과 활성도가 높다.

(2) 오메가3(EPA, DHA)

　혈행 개선, 심뇌혈관 건강, 염증 완화에 도움을 주며 두뇌 기능 유지에도 유익하다.

(3) 멀티비타민 복합체

　비타민C, 비타민E, 판토텐산(B5), 비오틴, 비타민B1, 비타민B6 등을 함유하여 항산화, 에너지 대사, 면역력 강화에 기여한다.

　기대되는 효과는 활성산소 제거, 세포 손상 보호, 피로 개선, 활력 증진, 면역력 강화, 염증 완화, 영양 불균형 보완, 노화 지연 등이다.

■ 사용 방법 및 권장 대상

(1) 사용 방법

　1일 1회, 식사 후 물과 함께 1포 섭취

(2) 권장 대상

- 피로와 활력 부족을 자주 느끼는 직장인
- 면역력 저하·노화로 건강관리가 필요한 중장년층
- 혈행 개선 및 항산화 보조가 필요한 사람
- 불규칙한 식습관과 스트레스가 잦은 현대인

(3) 주의 대상

- 오메가3 성분 관련 알레르기(특히 해산물 알레르기) 보유자
- 항응고제, 특정 약물을 복용하는 경우
- 임산부·수유부는 섭취 전 전문가 상담 필요
- 과량 섭취 시 위장 장애(메스꺼움, 설사) 발생 가능 주의

■ 유형별 호전 반응

닥터에스오디 더블업플러스 섭취 시, 개인 체질에 따라 다음과 같은 호전 반응(명현현상)이 나타날 수 있다.

인체는 새로운 균형을 맞추기 위해, 변화의 시작점에서 불가피하게 다양한 신호를 보낸다. 닥터에스오디 더블업플러스와 같은 강력한 항산화제를 섭취하면 간혹 평소와 다른 증상이 일시적으로 강해지거나 낯선 변화를 경험하게 된다. 이를 '호전 반응' 또는 '명현 반응'이라고 부른다. 다음은 각 질병별로 관찰되는 대표 호전 반응에 관한 이야기다.

(1) 만성 피로증후군과 체력 저하

오랫동안 피로가 누적된 이들은 섭취 초기, 피로감이 오히려 증가하거나 몸살 기운에 휩싸이는 듯한 경험을 할 수 있다. 이는 체내 쌓여있던 독소와 활성산소가 빠르게 대사되는 과정에서 일시적으로 에너지 소모가 커지는 과도기 신호다. 결국 인체는 이러한 변화를 지나 한층 가벼운 컨디션을 맞이하게 된다.

(2) 관절염·만성 통증 질환

관절염, 신경통, 허리통증 환자들에게서는 섭취 후 통증이 일시적으로 더 심해질 수 있다. 움직일 때마다 뻣뻣함이 동반될 수도 있다. 이는 염증 물질과 노폐물이 빠르게 청소되며 회복이 촉진되는 초기 과정을 반영한다. 시간이 흐르면 통증과 불편함이 완화되는 경험이 이어진다.

(3) 피부 질환(아토피, 만성습진 등)

아토피, 만성습진, 트러블 피부 환자의 경우 섭취 초기에 가려움이나 홍조, 뾰루지 등이 악화될 수 있다. 이는 면역 반응이 활성화되어 피부에서 재생과 청소가 동시에 일어나기 때문이다. 대개 1~2주 후 피부가 점차 맑아지고, 증상 호전을 경험한다.

(4) 대사 질환(당뇨, 고혈압, 고지혈증)

당뇨, 혈압, 콜레스테롤 질환자들은 초기에 혈당·혈압·수치가 소폭 변동하고, 드물게는 어지럼, 두통, 피로가 잠시 동반될 수 있다. 이는 내장 기관과 혈관이 빠르게 재생되고 대사가 촉진되는 과정에서 나타나는 징후로, 꾸준히 관찰하며 경과를 지켜보는 것이 필요하다.

(5) 알레르기 및 면역질환

알레르기 비염, 천식 환자들도 복용 초기에는 코 막힘, 콧물, 기침 등이 도리어 심해질 수 있다. 이는 면역 시스템이 새롭게 균형을 이루려는 일시적 반응이다. 감기 유사 미열, 림프절 뭉침, 피로감 등이 함께 동반될 수 있지만 시간이 지나면 점차 증상이 완화된다.

(6) 소화기·순환기 반응

속 쓰림, 가벼운 소화불량, 구내염 혹은 생리통 등도 일부에서 보고된다. 위장, 혈류, 여성 생식기관 등에 세포 재생과 대사가 촉진되면서 잠깐의 신체 스트레스가 나타날 수 있기 때문이다. 충분한 휴식과 수분 섭취, 식이조절로 대부분 수일~수주 내 진정되는 경향을 보인다.

(7) 호전 반응이 의미하는 것

닥터에스오디 더블업플러스의 강력한 SOD 항산화 작용, 세포보호·면역강화 메커니즘이 발현되는 과정에서 잠시 신체가 불편함을 신호로 보낼 수 있다. 이런 변화는 대개 인체가 스스로를 치유하는 회복의 징조로 해석된다. 인내심을 갖고 관찰하며, 몸의 소리에 귀 기울인다면 한층 건강해진 자신을 마주하게 될 것이다.

■ **사용자 후기**

실제 복용자들은 다음과 같은 경험을 보고했다.

- 만성 피로, 불면, 체취·두피 냄새 개선
- 두통, 어지럼, 소화불량 증상의 완화
- 관절·허리 통증, 근육통 완화 과정에서의 일시적 악화 후 점진적 호전
- 알레르기성 비염, 대상포진, 피부 트러블 등 면역 관련 증상 완화 사례
- 스트레스 완화, 숙면 증가, 집중력 향상, 활력 증진

사용자들은 공통적으로 초기에는 다양한 반응이 있었으나, 꾸준한 섭취 후 삶의 질 개선과 건강이 전반적으로 향상되었다고 보고하고 있다.

※ 위 후기는 소비자 개인의 경험이며, 모든 사람에게 동일하게 적용되거나 보장되는 것은 아닙니다.

■ 100년 산삼 호전(명현) 반응 알아보기

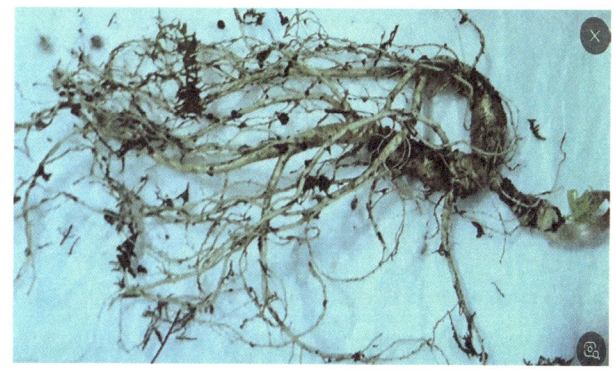

100년 된 천종산삼의 가격은 발견 지역과 크기, 무게 등에 따라 다르나, 최근 감정 사례를 종합하면

2024년 경북 봉화군 소백산에서 발견된 100년 이상 수령의 천종산삼 4뿌리(총 2냥, 약 75g)의 감정가는 약 1억 4,000만 원으로 평가받았다. 2023년 거창 덕유산에서 발견된 100년 이상 천종산삼 한 뿌리는 76g 무게에 약 1억 2,000만 원의 시세가 책정됐다.

2012년 조선 말기 인삼 시세 기준으로는 100년 이상의 천종산삼 가격이 금 시세의 20배에 달한다고 전해지며, 초기 감정가는 약 9,000만 원 정도였다는 기록도 있다. 이처럼 100년 된 천종산삼은 일반 산삼과 비교할 수 없는 희귀성과 뛰어난 효능으로 매우 높은 가치를 인정받아, 보통 수억 원 단위의 고가에 거래되는 천문학적 가격을 형성한다.

100년 이상 자연에서 자라난 천종산삼 1뿌리의 가격은 대체로 1억 원 내외에서 시작하며, 크기와 상태에 따라 훨씬 더 높은 가격을 형성하는 경우도 많다.

위대한 자연, 100년 산삼을 몸에 들이다 보면 호전(명현)반응이 나타난다. 몸이 보내는 회복의 메시지땅 깊은 곳에서 한 세기를 보낸 천종산삼 그 진귀한 생명력을 섭취함으로써, 인체 또한 새로운 변화를 맞이한다. 그 과정에서 평범하지 않은 현상이 몸 구석구석을 깨운다. 바로 '명현(好轉)', 다른 말로 호전 반응이다.

① 산삼의 약동, 해독과 조화의 시작

100년 묵은 천종산삼의 강력한 사포닌과 폴리페놀, 그리고 미지의 활력 물질은 몸 안에 쌓인 노폐물과 독소를 분해하고, 새로운 생명 에너지를 일으킨다. 이 과정에서 초반 며칠간 몸은 평소와 다른 증상으로 반응한다. 피로가 몰려오고, 졸음이 쏟아진다. 미열, 몸살기운, 두통, 현기증이 일시적으로 찾아와 눕고 싶을 때가 많다. 구토, 가벼운 설사 또는 소화불량이 동반될 수 있다.피부는 간질거리거나 발진, 뾰루지, 땀이 증가할 수 있다.

② 신체 기관별 호전 반응의 의미

머리가 띵하고 눈이 침침해질 때, 뇌와 심장, 말초혈관에 신선한 기운이 도달해 혈액순환이 바뀌고 있다는 신호다. 복통이나 배가 불편할 경우, 위장과 장이 청소되고 있는 과정임을 뜻한다. 몸이 저리거나 관절 근육이 아픈 경우에는 평소 약해진 혈과 기의 흐름이 깨어난 것이다. 반복적으로 피부 트러블이 나타나면, 그 안의 독소가 바깥으로 빠져나오고 있음을 몸이 말해준다.

구분	호전 반응 내용
기력 회복	몸이 가벼워지고 활력이 증진되며, 정신력이 왕성해지고 피로가 해소
면역력 강화	면역 기능이 강화되어 감염 예방 및 체내 건강 증진에 도움
해독 작용	몸에서 열이 나고, 졸음, 두통, 현기증, 가벼운 구토, 설사 등이 일시적으로 나타납니다. 이는 체내 노폐물과 독소 배출 과정의 정상적인 반응(명현 현상)
신진대사 촉진	체내 노폐물과 독소가 배출되고 혈액 순환, 소화 기능이 개선되어 전반적인 신진대사가 활성화
오장육부 기능 강화	간장, 신장 등 주요 장기 기능이 보호되고 강화되어 신체 균형 유지에 도움
항암·항염 효과	산삼 특유의 사포닌과 폴리페놀 성분이 항산화 작용을 하여 염증 완화 및 암 예방에 기여
주의사항	과다 복용 시 두통, 가슴 두근거림, 피부 발진 등의 부작용이 나타날 수 있으며, 몸에 열이 많은 사람은 특히 주의

③ **회복으로 나아가는 길**

명현 반응은 대개 3~10일간 지속되며, 몸이 약할수록 혹은 만성 질환이 있을수록 뚜렷할 수 있다. 이 과정이 지나면 손끝까지 생기가 돌고, 정신이 맑으며, 피로와 무기력이 사라진다. 소화력, 혈액 순환, 면역력 등이 전반적으로 개선되고, 마음과 몸의 활력이 자연스럽게 회복된다.

④ 주의해야 할 점

산삼이 누구에게나 만전의 약이 되는 것은 아니다. 몸에 열이 많거나 급성 질환이 있는 경우, 과다 복용 시 오히려 두통, 불면, 심장 두근거림, 가슴 답답함, 혹은 심한 피부 발진 등이 나타날 수 있다. 때문에 반드시 소량으로 천천히 시작하고, 증상이 심하거나 오래 지속되면 전문가 상담이 필요하다.

100년 된 천종산삼은 만물의 기운을 머금은 '생명의 뿌리'다. 그 힘을 받아들이는 과정에서 일시적 불편함도, 결국 더 큰 건강과 조화, 회복으로 향하는 신호임을 기억하자. 몸이 보내는 탄생의 신호탄, 명현을 현명하게 받아들이는 것. 그것이 산삼 복용의 첫걸음이다.

천종산삼과 닥터에스오디 더블업플러스의 호전 반응을 함께 비교하여 제시한 이유는, 독자들이 그 반응에 대해 불안하거나 두려워하지 않도록 하기 위함이다. 호전 반응은 몸의 균형이 회복되는 과정에서 일시적으로 나타나는 자연스러운 생리적 현상으로, 대체로 큰 걱정을 할 필요가 없다. 오히려 이는 인체가 정화되고 회복되는 신호로 볼 수 있으며, 일정 기간이 지나면 점차 안정화되어 건강한 상태로 전환되는 과정을 보여준다.

1-2) 닥터에스오디 슈퍼슬림 다이어트

하루 두알, 섭취 간편한 다이어트
닥터에스오디 슈퍼슬림 다이어트
[Dr.SOD SUPER SLIM DIET]

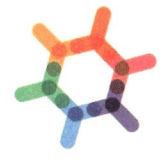

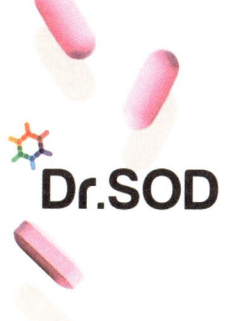

핸드백 안에 쏘옥 들어가는 **컴팩트 사이즈!**

이런 분들께 권해드립니다!

- 과체중 이상으로 **건강유지**를 위해 관리하실 분
- 운동을 통해서 **다이어트 중**이신 분
- 업무상 **회식**이 잦으신 분

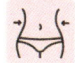   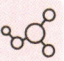

체지방 감소 | 콜레스테롤 개선 | 항산화 | 혈당 상승억제

영양 · 기능정보

[콜레우스포스콜리 추출물] 체지방 감소에 도움을 줄 수 있음
[녹차추출물] 항산화 · 체지방 감소 · 혈중 콜레스테롤 개선에 도움을 줄 수 있음
[바나바잎 추출물] 식후 혈당상승 억제에 도움을 줄 수 있음
[비타민B$_6$] 단백질 및 아미노산 이용에 필요, 혈액의 호모시스테인 수준을 정상으로 유지하는데 필요
[비타민B$_1$] 탄수화물과 에너지 대사에 필요
[비타민B$_2$] 체내 에너지 생성에 필요

하루 1번 식후 2알
간편하게 관리하세요!

닥터에스오디 슈퍼슬림 다이어트
건강기능식품 1,600 mg x 30 개입

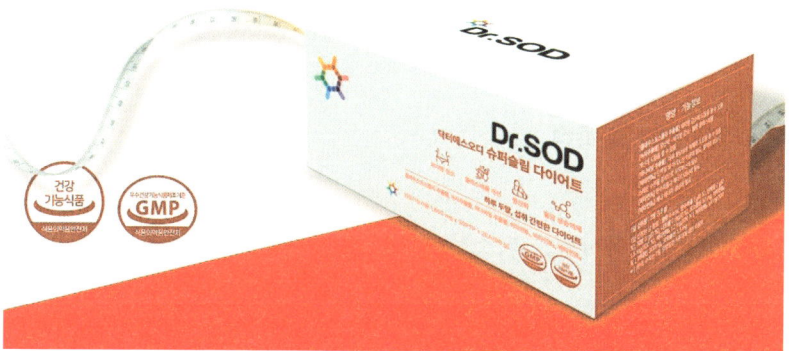

8. SOD, 어떻게 활용할까?

■ 제품 소개

다이어트에도 '항산화'가 필요하다.

다이어트를 할 때 빠지기 쉬운 오해가 있다. "칼로리만 줄이면 된다."라는 접근은, 산화 스트레스와 염증 반응을 간과한 전략이다. 체지방은 단순한 에너지원이 아니라 염증 유발 물질을 분비하고, 산화가 진행되면 세포 대사는 더 느려지며, 결과적으로 체중은 줄여도 건강은 악화될 수 있다.

'닥터에스오디 슈퍼슬림 다이어트'는 단순한 체중 감소가 아닌, SOD를 기반으로 한 대사 건강과 항산화 밸런스를 함께 고려한 제품이다.

SOD는 체내 활성산소를 줄이고 염증 신호를 억제해, 지방 대사 경로가 원활하게 작동할 수 있는 환경을 만들어준다. 이는 다이어트에 있어 숨겨진 방해 요소인 산화 스트레스를 줄여주는 전략이다.

또한, 포스콜린 등 체지방 연소를 보조하는 성분과의 시너지를 통해 지방 감량과 세포 컨디션 유지라는 두 가지 목표를 동시에 추구한다.

■ 주요 효과 및 특징

(1) SOD(슈퍼옥사이드 디스무타제) 고함량 함유

1초에 10만 번의 활성산소 제거 능력으로 세포 손상 억제, 염증 완화, 면역력 강화, 산화 스트레스 감소 효과를 제공한다.

(2) 콜레우스 포스콜리(포스콜린) 함유

국내외 건강 기능 식품 기준에서 체지방 감소에 도움을 주는 원료로 인정하고 체내 대사 촉진 및 지방 연소 작용을 지원한다.

(3) 항산화+다이어트 이중 효과

단순한 체지방 감소 이상의 건강 개선 효과(피로 완화, 세포 보호, 활력 개선 등)를 기대할 수 있다.

(4) 품질 관리

GMP 인증 시설에서 제조되어 안전성과 품질을 보장한다.

■ 사용 방법 및 권장 대상

(1) 사용 방법

1일 권장량에 따라 꾸준히 섭취한다.
늦은 밤(취침 전) 섭취는 피하는 것이 권장된다.
식사 조절 및 운동과 병행 시 효과가 극대화된다.

(2) 권장 대상

- 체지방 감소 및 다이어트를 원하는 성인 남녀
- 항산화 케어와 함께 건강관리까지 병행하고 싶은 경우
- 운동·식습관 개선에도 불구하고 체중 관리가 어려운 분
- 피로감, 불규칙한 생활습관 등으로 체중 및 활력이 동시에 저하된 사람

■ 유형별 호전 반응

(1) 체지방 과다자

식습관 조절과 병행할 경우 체지방량 감소, 허리·복부 둘레 개선 효과 경험이 가능하다.

(2) 운동 병행자

유산소+근력 운동과 함께할 때 체중 감량·근력 유지·체형 개선 효과가 상승한다.

(3) 식습관 개선자

탄수화물 과다 섭취 줄이고 기름진 음식 제한 시 다이어트 효과가 빠르게 나타난다.

초기 사용 시에는 개인에 따라 체중 변화가 더디거나 초기 변비·피로 등 일시적 적응 과정이 있을 수 있으나, 꾸준히 섭취·운동·식이 조절 시 점진적 호전이 된다.

■ 사용자 후기

- 체지방이 눈에 띄게 줄고, 몸이 한결 가벼워졌다.
- 운동과 함께 병행하니 뱃살이 줄면서 에너지도 늘었다.
- 평소 쉽게 붓던 현상이 사라지고, 식습관 조절이 수월해졌다.

- 피부가 맑아지고 컨디션이 좋아져서 단순 다이어트 이상의 효과를 느꼈다.

※ 위 후기는 소비자 개인의 경험이며, 모든 사람에게 동일하게 적용되거나 보장되는 것은 아닙니다.

1-3) 닥터에스오디 혈당케어플러스

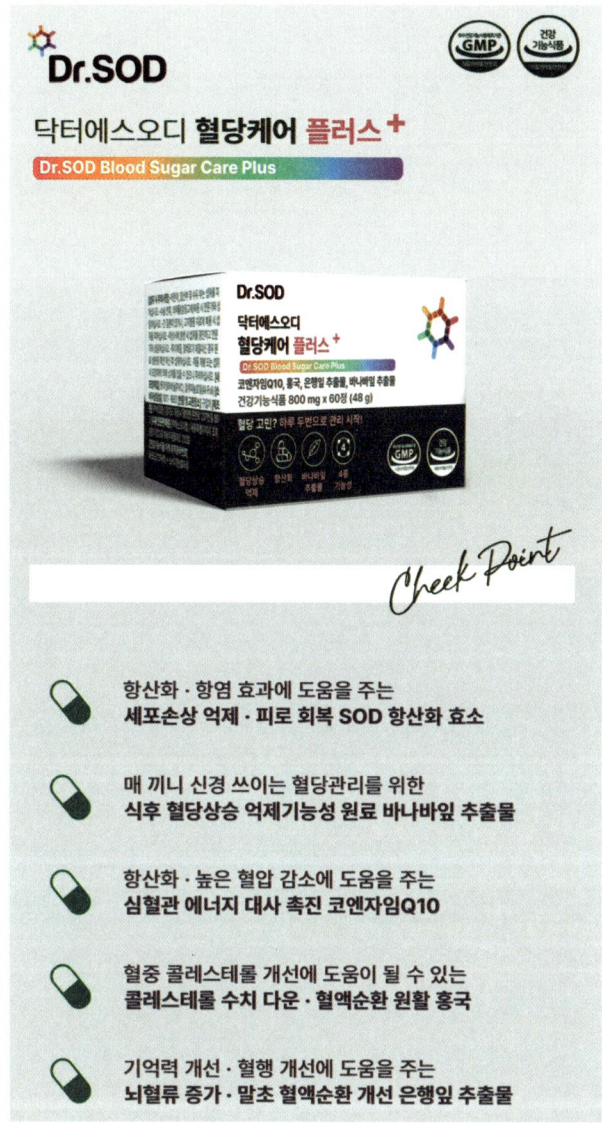

■ 제품 소개

혈당과 항산화는 한 몸이다.

혈당 스파이크(식후 혈당 급등)는 단순히 '당 수치'의 문제가 아니라 혈관, 췌장, 세포 전체에 걸친 산화 스트레스 문제이다. 고혈당은 체내에 과도한 활성산소를 발생시키고, 이는 곧 혈관벽 손상, 인슐린 저항성 증가, 세포 노화 가속화로 이어진다.

'닥터에스오디 혈당케어플러스'는 이러한 점에 주목해 SOD를 중심으로 혈당과 항산화 관리를 동시에 지원한다.

식전 섭취를 통해 혈당 스파이크를 줄이면서, 동시에 활성산소 제거와 항염 작용을 통해 혈관과 췌장의 부담을 덜어준다.

이 제품은 단기 혈당 관리뿐 아니라, 장기적으로 노화성 혈관 질환(동맥경화, 고혈압 등) 예방에까지 도움을 줄 수 있는 전략적 항산화 식이 보조제라 할 수 있다.

당 조절은 단순한 수치 게임이 아니라, 세포 노화와의 전쟁이다.
SOD는 그 전쟁의 핵심 무기이다.

닥터에스오디 혈당케어플러스는 SOD 항산화효소 기반의 혈당·혈관 관리 특화 건강 기능 식품으로, 식전 섭취 시 혈당 스파이크를 낮추고 꾸준한 섭취로 혈관·항산화 건강까지 관리할 수 있는 제품이다.

■ 주요 효과 및 특징

(1) SOD(슈퍼옥사이드 디스무타제) 항산화효소

사철쑥 유래 인체적합형 SOD 함유 활성산소 제거를 통해 세포 손상·염증 억제, 항산화 방어력 강화할 수 있다.

(2) 혈당 조절 효과

식전 섭취로 식사 직후 혈당 급상승(혈당 스파이크) 억제, 혈당 변동성 완화에 도움을 줄 수 있다.

(3) 혈관·췌장 건강 지원

항산화 관리가 혈당 대사, 췌장 기능 및 혈관 내피세포 건강에 긍정적 영향을 준다.

(4) 복합 기능성 원료 함유

나토키나제는 혈액 순환·혈행 개선 지원하고 오메가3는 혈중 중성지방 개선, 염증 완화한다. 비타민류는 대사·면역 건강 보조하며 장기 관리 효과로는 단기 혈당 조절뿐 아니라 장기적으로 혈관 탄력성 및 전신 항산화 시스템 개선에 기여할 수 있다.

■ 사용 방법 및 권장 대상

(1) 사용 방법

식사 전 1~2정을 물과 함께 섭취한다.

꾸준한 섭취로 혈당 관리 및 혈행·항산화 관리 효과 기대할 수 있다.

(2) 권장 대상

- 혈당 스파이크나 당뇨 전단계 관리가 필요한 분
- 당뇨 가족력 보유자, 혈당 변동이 큰 직장인 등 생활습관 관련 위험군
- 혈관 건강과 대사 건강을 동시에 관리하고자 하는 성인 남녀
- 체내 항산화와 면역력까지 종합적으로 관리하고 싶은 고객

■ 유형별 호전 반응

(1) 초기 혈당 불안정자

식후 급격한 혈당 상승 완화, 피로 및 집중력 저하 개선에 도움이 된다.

(2) 당뇨 전 단계자

꾸준한 섭취 시 장기적인 혈당 안정화, 혈관 건강 보조에 도움이 된다.

(3) 혈관·순환 문제자

나토키나제·오메가3 복합 작용으로 혈액 점도 개선, 혈액순환 원활화에 도움이 된다.

(4) 일반 건강관리자

항산화·면역력 증진으로 전반적인 활력 회복에 효과가 있다.

(5) 민감 사용자라

초기에는 소화 불편, 경미한 체질 반응(속쓰림, 더부룩함 등)이 있을 수 있으므로 식사 전 소량 섭취로 순응 필요하다.

■ **사용자 후기**

- 식후 혈당이 확 올라가던 게 많이 완화되어 컨디션이 좋아졌다.
- 꾸준히 먹으니 혈당 수치 관리가 수월하고, 혈액순환이 개선된 듯 손발 저림이 줄었다.
- 건강검진에서 혈관 관련 수치가 개선되어 만족스럽다.
- 혈당케어만 아니라 피로 회복과 활력까지 느껴졌다.

※ 위 후기는 소비자 개인의 경험이며, 모든 사람에게 동일하게 적용되거나 보장되는 것은 아닙니다.

1-4) 닥터에스오디 프로폴리스 & 아연

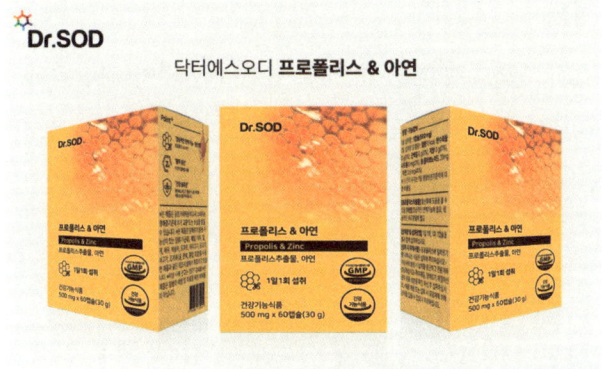

■ 제품 소개

면역 강화와 항산화 효과를 주목적으로 하는 건강기능식품이다. 주요 성분으로는 세계 3대 천연 항생 물질로 불리는 프로폴리스와 아연, 비타민C 등이 포함되어 있어 구강 건강 증진, 피부 건강, 피로 회복, 염증 억제, 면역력 향상에 도움을 준다.

■ 주요 효과 및 특징

고급 호주산 프로폴리스 플라보노이드가 충분한 함량으로 들어가 있고, 아연과 비타민C도 적절한 비율로 배합되어 효과적인 시너지 작용을 낸다. 식물성 연질캡슐을 사용해 안전성과 섭취 편의성도 높였다. 부원료로는 홍삼농축액, 레시틴, 초유 단백질, 영지버섯 추출물이 포함되어 다양한 건강 지원을 한다.

■ 사용 방법 및 권장 대상

(1) 사용 방법

1일 1~2회, 1회 1캡슐을 식사 후 섭취하는 것이 권장된다.

개인 상황에 따라 하루 1회만 섭취해도 무방하며, 공복보다는 식후 섭취가 흡수에 유리하다.

(2) 권장 대상

면역력 강화가 필요한 성인, 잦은 피로, 구강 및 피부 건강 관리가 필요한 사람에게 적합하다.

■ 유형별 호전 반응

면역력 증진, 잇몸과 구강 건강 개선, 피부 트러블 완화, 피로 회복 등이 보고된다.

■ 사용자 후기

전체적으로 면역력과 피로 회복에 도움이 되었다는 긍정적 평가가 많다. 일부는 비염, 피부염 개선 효과를 경험했다고 하며, 냄새에 민감한 경우도 있으나 전반적으로 좋은 반응을 보인다. 닥터에스오디 프로폴리스 & 아연은 천연 항산화와 면역력 보조에 효과적으로 작용하는 제품으로, 꾸준한 섭취 시 건강 증진에 도움이 될 수 있다.

※ 위 후기는 소비자 개인의 경험이며, 모든 사람에게 동일하게 적용되거나 보장되는 것은 아닙니다.

2) 두피와 탈모 솔루션 - 나와모 SOD 헤어케어 라인

2-1) 나와모 SOD 울트라 부스터

한 가닥 지키고! + 한 가닥 나면! = 두가닥!!
국가공인 인증 임상시험기관 83.33% 탈모 증상 완화
에스오디 울트라 부스터 [SOD ULTRA BOOSTER]

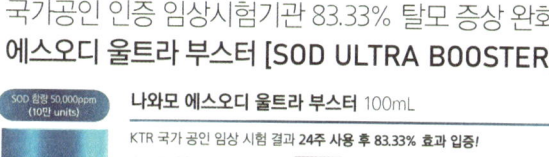

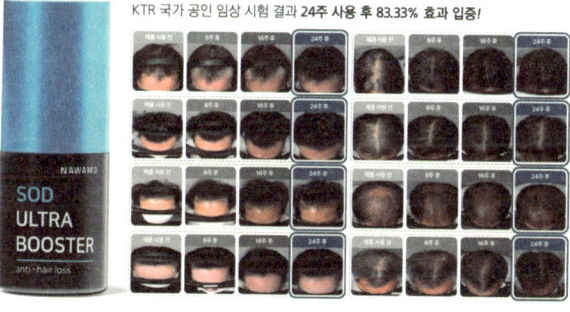

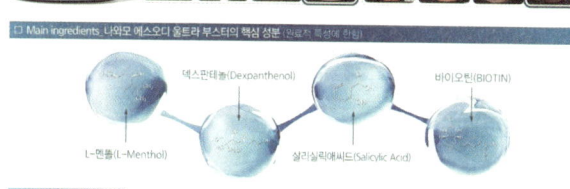

사철쑥 추출물	플라노보이드, 베타카로틴, 각종 비타민 및 항산화 물질 등을 풍부하게 함유하고 있어 두피의 열을 내려주며, 진정작용이 뛰어남
L-멘톨	가려움증 완화에 도움을 주고 차가운 성분을 지녀 두피의 온도를 낮춰 두피 열로 인한 탈모 예방에 도움
덱스판테놀	비타민B5, 모발의 주요 구성 성분 중 하나인 콜라겐 합성에 관여하며 피지 분비를 감소시켜 모발이 잘 자랄 수 있는 두피 환경을 조성
살리실릭애씨드	각질을 제거하고 비듬으로 인한 탈모를 예방에 도움을 줌
바이오틴	비타민B7, 아미노산 대사에 관여하며 모발 생성 및 피부 장벽 복구에 도움
감초추출물	우수한 항산화 효과, 두피 모세혈관, 베타 카로틴 등 두피에 좋은 영양소 풍부
동백나무잎 추출물	두피 질환을 야기하는 말라세지아에 대한 항균 형성 기능, 비듬균 및 피부 잡균 억제에 도움
캐립콩추출물	외부 자극에 의한 두피 손상 보완, 두피 여드름균 억제에 도움
맥주효모추출물	모발을 구성하는 케라틴의 친구 물질인 시스틴이 풍부, 셀레늄 비타민B군과 17종의 비타민 풍부
쇠양잎추출물	두피 열감 개선에 도움을 줌, 모발에 영양 공급 및 탄력성에 도움
프로폴리스 추출물	각종 플라보노이드, 미네랄, 비타민 등이 풍부, 모발 탈락방지와 뛰어난 항산화 효과 및 노폐물 배출에 도움

특허성분 특허 제 10-1396438호 / Scal-Pure Complex

■ 제품 소개

탈모의 본질은 '두피 노화', 그 시작을 막는 열쇠가 SOD이다.

탈모의 많은 원인은 유전이나 호르몬이라고 알려져 있지만, 실제로 두피에서 일어나는 가장 중요한 변화는 '산화'와 '염증'에 의한 모낭 세포 손상이다.

모발은 단백질과 혈류가 모여 자라는 생명 조직이다. 그 뿌리가 약해지는 이유는 활성산소에 의해 두피 세포가 손상되고, 염증으로 인해 성장 환경이 무너졌기 때문이다.

'나와모 SOD 울트라 부스터'는 두피에 직접 고함량 SOD를 공급하여, 활성산소 제거 → 염증 완화 → 혈류 개선 → 모낭 활성화라는 순환 고리를 가능하게 한다.

탈모를 단순히 "머리가 빠지는 것"이 아니라, "두피가 먼저 늙는 것"이라고 생각해 보면, SOD는 탈모 케어의 중심이 된다.

여기에 쿨링감, 보습감, 항균 성분까지 더해져 두피가 민감한 사람도 안심하고 사용할 수 있는 항산화 두피 솔루션이다.

SOD는 단순한 탈모 억제가 아닌,
두피를 다시 젊게 만드는 첫걸음이다.

■ 주요 성분 및 특징

(1) SOD(Superoxide Dismutase) 함유

SOD는 세포 내에서 활성산소를 분해하는 대표적인 항산화효소로 알려져 있다.

두피에 적용될 경우, 산화 스트레스 완화와 두피 세포 보호에 도움을 줄 수 있으며, 피부 장벽 유지 및 모근 환경 개선을 위한 항산화 케어의 핵심 요소로 활용된다.

(2) 두피 열감 완화 및 청량감 제공

가벼운 쿨링 효과로 인해 두피의 과도한 열감 완화에 도움을 주며, 산뜻한 향과 청량한 사용감이 두피 스트레스 완화와 컨디션 개선에 기여한다.

(3) 외부 케어 + 내부 항산화 균형 설계

나와모 울트라 부스터(외부 적용)는 두피 표면의 산화 환경을 정돈한다.

닥터에스오디 더블업플러스(내부 섭취)는 체내 항산화 균형을 지원한다.

두 제품의 병행 사용은 두피 건강 유지 및 모발 환경 강화 루틴으로 구성될 수 있다.

고함량 SOD가 함유되어 있는 슈퍼옥사이드 디스무타제(SOD)는 활성산소를 제거해 두피 세포 손상을 막고, 피부 조직과 모낭세포의 회복을 돕는다.

탈모 완화 및 신생모 촉진하고 두피 염증 및 산화 스트레스를 줄여 모근 환경을 최적화하고, 신생모 및 잔모 증가 효과가 보고되었다.

두피 쿨링 및 건강 개선에 영향을 준다. 산뜻한 향과 청량한 사용감으로 두피 혈류 순환을 자극하고, 과도한 열감으로 인한 탈모 촉진 요인을 억제한다.

내·외부 복합 케어가 중요하고 닥터에스오디 더블업플러스(내부 섭취)와 나와모 울트라 부스터(외부 적용)를 병행 시, 항산화 작용이 전신 및 두피에서 동시에 일어나 모발 성장 환경을 강화한다.

■ **사용 방법 및 권장 대상**

(1) 사용 방법

두피에 직접 분사 후 손가락으로 가볍게 두드려 흡수하면 하루 여러 번 사용 가능하며 꾸준히 사용할수록 효과가 좋다.

(2) 권장 대상
- 탈모 진행을 예방, 완화하려는 사람(요즘은 젊은 20~30대부터 탈모가 진행되고 있다.)
- 두피 열감, 피지 과다, 가려움 등 두피 불균형을 자주 겪는 사람
- 항산화 케어를 통한 두피·모발 건강 유지가 필요한 직장인, 중장년층
- 스타일링된 상태에서도 간편하게 두피 관리를 원하는 고객

■ 유형별 호전 반응

(1) 초기 탈모 진행자

머리카락 빠짐이 줄어들고, 가늘어진 모발 굵기가 서서히 개선된다.

(2) 중등도 탈모자

잔모와 신생모의 발현이 확인되어 헤어라인 또는 정수리 숱의 변화를 경험할 수 있다.

(3) 피지·염증성 두피 문제자

두피 열감과 가려움이 줄고 피지 분비가 안정화되며, 두피가 시원하고 청결한 상태를 유지할 수 있다.

(4) 내부 제품 병행 섭취자(닥터에스오디 더블업플러스)

세포 단위의 산화 방어능이 개선되어, 외부 토닉의 효과와 함께 모발 성장 속도와 탄력 개선 효과가 배가된다.

■ 사용자 후기

- 몇 주 사용 후 머리 빠짐이 줄고, 볼륨이 살아나는 느낌을 받았다.
- 두피가 시원해져서 스트레스성 열감이 사라지고 머리가 가볍다.
- 꾸준히 쓰니 흑채를 덜 쓰게 될 정도로 헤어라인이 보강된 느낌이 있다.

- 닥터에스오디 더블업플러스와 같이 섭취하니 전신 피로도 줄고, 머리카락이 더 빨리 자라는 것 같다.

※ 위 후기는 소비자 개인의 경험이며, 모든 사람에게 동일하게 적용되거나 보장되는 것은 아닙니다.

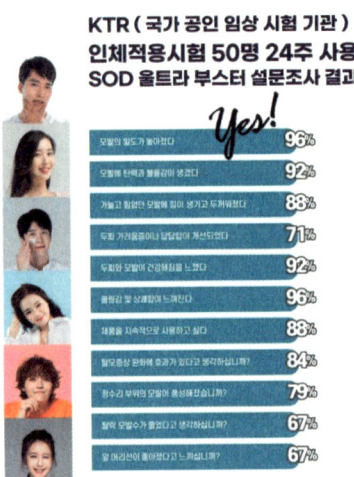

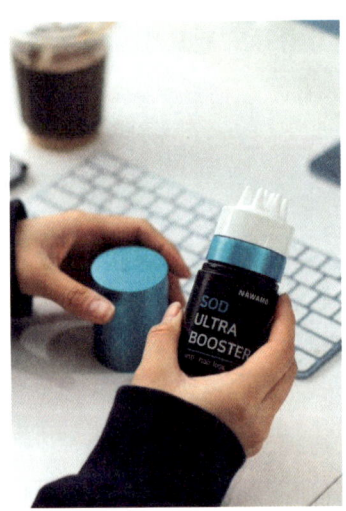

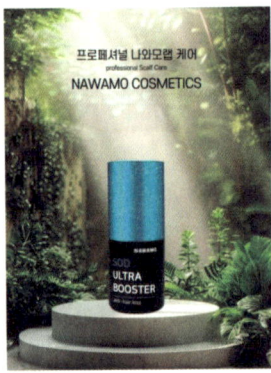

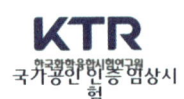

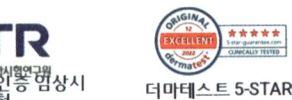

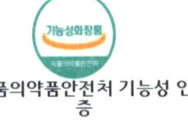

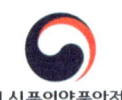

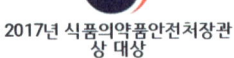

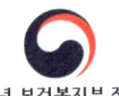

울트라부스터

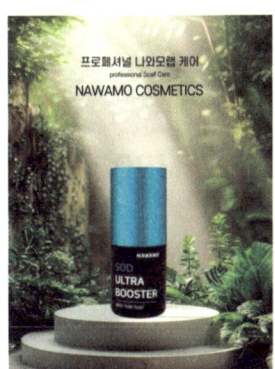

KTR 한국화학융합시험연구원

탈모 증상 개선 부문
- 국내 유일 탈모 증상 개선 완화 83.3% 인증
- 탈락 모발수 64% 감소 인증
- 1cm2 면적당 4.83개 모발 생성 확인

두피 환경 개선(사용 직 후)
- 두피진정 35.40%증가
- 두피각질 13.30%감소
- 두피유분 77.44%감소
- 두피수분 810.34%증가

울트라부스터

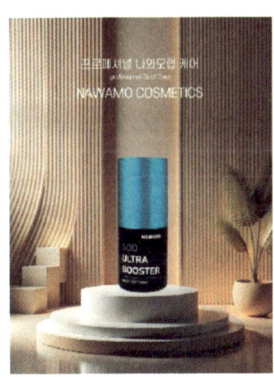

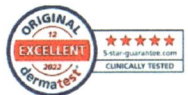

2022년 12월 독일 더마테스트 5-STAR 인증
- 모든 피부 자극 없음을 뜻함
- SOD및 유효성분 경피흡수를 안전하게 진행 가능

더마데트스트란
- 검증 절차가 워낙 까다롭기로 유명한 공신력 있는 기관이 진행하는 테스트로 테스트를 통과하면 피부에 자극이 덜한 테스트 통과 인증 스티커를 받게 됩니다.

4단계 스티커 등급
- 기본 엑셀런트 등급 / 1-star / 3-star
- 최고 등급 엑셀런트 5-star

2-2) 나와모 SOD 미라클 샴푸

탈모의 유발 원인을 알고 근본부터 해결하는 🔍
탈모관리의 시작 [SOD MIRACLE SHAMPOO]

나와모 에스오디 미라클 샴푸 450mL

> SOD 함량 10,000ppm(10만 units)
>
> 1unit은 1초당 10만개의 활성산소를 제거할 수 있습니다
> 10만 유닛이면 100,000 x 100,000
> 1초에 약 100억 개의 활성산소를 제거할 수 있습니다

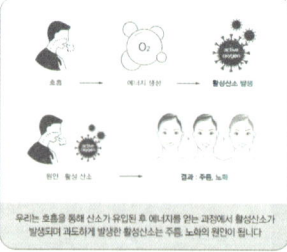

우리는 호흡을 통해 산소가 유입된 후 에너지를 얻는 과정에서 활성산소가 발생되며 과도하게 발생된 활성산소는 주름, 노화의 원인이 됩니다

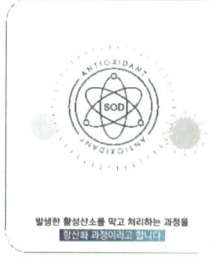

발생한 활성산소를 막고 처리하는 과정을 **항산화 과정이라고 합니다**

☐ Main ingredients 나와모 에스오디 미라클 샴푸의 핵심 성분 (원료적 특성에 한함)

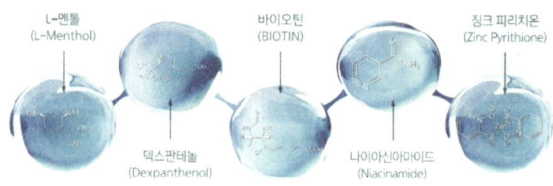

- L-멘톨 (L-Menthol)
- 바이오틴 (BIOTIN)
- 징크 피리치온 (Zinc Pyrithione)
- 덱스판테놀 (Dexpanthenol)
- 나이아신아마이드 (Niacinamide)

사철쑥 추출물	플라노보이드, 베타카로틴, 각종 비타민 및 항산화 물질 등을 풍부하게 함유하고 있어 두피의 열을 내려주며, 진정작용이 뛰어남
L-멘톨	가려움증 완화에 도움을 주고 차가운 성분을 지녀 두피의 온도를 낮춰 두피 열로 인한 탈모 예방
덱스판테놀	비타민B5, 모발의 주요 구성 성분 중 하나인 콜라겐 합성에 관여하며 피지 분비를 감소시켜 모발이 잘 자랄 수 있는 두피 환경을 조성
바이오틴	비타민B7, 아미노산 대사에 관여하며 모발 생성 및 피부 장벽 복구에 도움
나이아신아마이드	비타민B 복합체로 피부 장벽을 강화
징크피리치온	두피에 피지가 다량 분비되어 생기는 곰팡이를 억제해 비듬을 줄여주는 효과
하수오뿌리추출물	불로장수 약물로 백발지연과 육모 효과가 있다고 알려짐 모발 영양 공급
마카 뿌리 추출물	민감한 피부의 진정 효과, 두피와 모발의 영양 공급 및 산뜻함 유지
겨우살이추출물	겨우살이추출물 동의보감 신농본초경에 수염과 눈썹을 자라게한다 고 알려짐

■ 제품 소개

샴푸, 씻어내는 것이 아니라 '채워주는 것'이 되어야 한다.

많은 탈모 샴푸가 피지 제거, 세정력, 두피 청결에 초점을 맞춥니다. 그러나 두피는 피부의 연장이며, 보호받아야 할 생체 조직이다.

'나와모 SOD 미라클 샴푸'는 단순히 씻어내는 샴푸가 아닌, SOD 항산화 성분을 이용해 세정과 보호를 동시에 할 수 있는 제품이다.

SOD가 포함되면서 이 샴푸는 두피 세포의 산화 손상을 억제하고, 외부 유해 환경(미세먼지, 자외선 등)으로부터 항산화 방패막 역할을 해준다.

특히 피지 과다, 열감, 가려움이 반복되는 염증성 두피에도 자극 없이 진정 효과를 줄 수 있다.

좋은 샴푸는 머리를 씻는 것이 아니라, 두피를 보호하는 기술이다.

■ 주요 성분 및 특징

(1) SOD(슈퍼옥사이드 디스무타제) 함유

대표적인 항산화효소인 SOD는 외부 자극으로 인한 산화 스트레스 완화 및 두피 건강 유지에 도움을 줄 수 있는 성분이다.

피부에 적용 시, 민감해진 두피 컨디션을 안정적으로 관리하는 데 활용된다.

(2) 부드러운 세정력과 풍부한 거품

소량으로도 풍성한 거품이 형성되며, 과도한 피지와 노폐물을 말끔히 세정해 준다.

사용 후 머릿결이 뻣뻣하지 않고 부드럽게 유지되는 점도 큰 특징이다.

(3) 쿨링감과 청량한 사용감

두피에 닿는 순간부터 청량감이 느껴지는 사용감이 특징이며, 덥거나 피지 분비가 활발한 계절에도 산뜻함을 오래 유지하는 데 도움을 준다.

(4) 항산화 기반의 두피 밸런스 케어

SOD 외에도 두피 보습 및 청결 유지를 위한 보조 성분들이 복합 설계되어 있다.

SOD(슈퍼옥사이드 디스무타제) 함유하고 있고 두피 및 모발 세포를 활성산소 손상으로부터 보호하여 건강한 두피 환경 유지에 도움을 준다.

소량만 사용해도 거품이 풍성하며, 두피를 시원하게 진정시켜 청결하고 산뜻한 사용감을 준다.

과잉 피지를 효과적으로 제거하면서 건조·비듬·가려움 개선에 도움을 준다.

세정 후에도 머릿결이 뻣뻣하지 않고 부드럽게 유지되어 스타일링에 용이하다.

탈모 초기 예방, 두피 청결, 쿨링감, 항산화 케어를 동시에 추구하는 제품이다.

■ **사용 방법 및 권장 대상**

(1) 사용 방법

두피와 모발을 미온수로 충분히 적신다.
적당량을 도포해 두피와 모발 전체에 거품을 낸다.
손끝으로 가볍게 마사지 후, 미온수로 깨끗이 헹군다.

(2) 권장 대상

- 두피 열감, 피지 과다, 비듬·가려움 등 두피 문제를 겪는 사람
- 탈모 초기 또는 가늘고 힘없는 모발을 가진 고객
- 항산화 케어를 통해 두피와 모발을 동시에 관리하고 싶은 사람
- 강력한 쿨링감과 산뜻한 두피 청결감을 원하는 남녀

■ **유형별 호전 반응**

(1) 초기 탈모 진행자

머리카락 빠짐이 줄어들고, 모발이 조금씩 굵어지는 변화를 느낀다.

(2) 피지·염증성 두피 문제자

지루성 두피염, 가려움, 번들거림이 개선되어 두피가 산뜻해진다.

(3) 민감성 두피 보유자

자극 없이 보습감을 유지하며 두피 당김이나 건조증 감소한다.

(4) 일반 사용자

풍부한 거품과 상쾌한 쿨링감, 사용 후 머릿결 부드러움에 만족도가 높다.

■ 사용자 후기

- 머리가 덜 빠지고 두피 간지러움도 개선됐다.
- 소량만 써도 거품이 풍성하고 쿨링감이 강해서 여름에 특히 좋다.
- 사용 후 머릿결이 부드럽고 뻣뻣하지 않아 만족스럽다.
- 지루성 두피염 관리에 도움이 되어 두피가 한층 편안하다.

※ 위 후기는 소비자 개인의 경험이며, 모든 사람에게 동일하게 적용되거나 보장되는 것은 아닙니다.

2-3) 나와모 SOD 퍼펙트 트리트먼트

손 끝에서 느껴지는 극강의 부드러움
모발의 윤기와 두피의 건강을 트리트먼트 하나로!
에스오디 퍼펙트 트리트먼트
[SOD PERFECT TREATMENT]

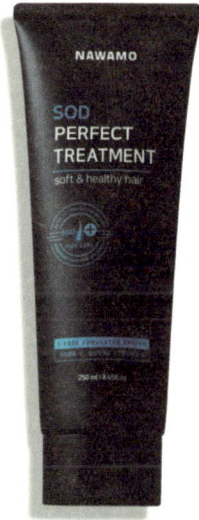

나와모 에스오디 퍼펙트 트리트먼트 250mL

SOD 함량 10,000ppm (5만 units)

- 식물성 오일로 윤기나는 모발 코팅
- 엉키고 손상된 모발을 위한 집중 케어
- 두피 환경을 개선하고 보습으로 머릿결까지 이중 케어

텍스처

 부드러운 텍스처가 머리카락 사이사이 스며들어 윤기나고 촉촉하게 밀착 코팅

명품 향수의 시그니처 향을 가득 담은 특별한 향

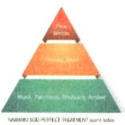

나와모 퍼펙트 트리트먼트의 향은
청량하고 상쾌하면서도 부드러운 향이
공존하는 느낌으로 프리지아와 로즈의
플로럴한 향기가 잔잔하게 깃들며
포근하고 편안한 향으로 마무리

□ Main ingredients_퍼펙트 트리트먼트의 핵심성분 (원료적 특성에 한함)

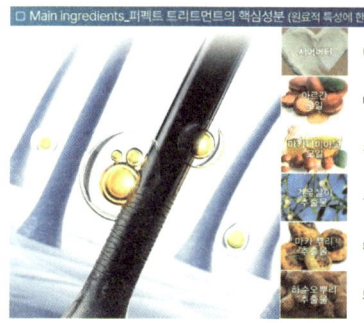

비타민A가 풍부하여 모발의 수분 증발을 막고 영양 공급을 도와 줌

비타민E 성분이 풍부하여 모발 건강에 도움을 줌

흡수력이 뛰어나 모발을 건조하지 않게 도와주고 모발 엉킴 완화에 도움을 줌

두피 건강에 도움을 줌

페루의 산삼으로 불리며 모발을 강화하고 보호에 도움을 줌

모발에 영양을 공급하여 건강하게 관리하고 유지하는 데 도움을 줌

■ 제품 소개

머릿결을 부드럽게 만드는 것이 아니라, 모낭을 건강하게 되돌리는 것.
손상모, 염색모, 열처리모는 단순히 모발 외부의 큐티클이 손상된 것이 아니다. 이 손상은 대부분 모낭의 기능 약화와 수분/영양의 공급 부족에서 시작된다.
'SOD 퍼펙트 트리트먼트'는 고영양 케어와 함께 SOD 항산화 성분이 포함되어,
모발 표면 → 모낭 뿌리까지 이중 케어가 가능한 항산화 트리트먼트이다.
특히 샴푸 후 예민해진 두피에 자극 없이 사용할 수 있도록 설계되어 있으며, 탈모 예방에 관심 있는 사용자에게는
모근 환경을 회복시키는 '회복형 트리트먼트'로의 전환이 가능하다.

**머릿결을 아름답게 하는 건 '모발 끝'이 아니라,
그 뿌리인 '두피의 젊음'이다.**

■ 주요 성분 및 특징

(1) 항산화 SOD(슈퍼옥사이드 디스무타제) 함유

대표적인 항산화효소인 SOD는 외부 자극에 의한 산화 스트레스로부터 두피 및 모발 보호에 도움을 줄 수 있는 성분으로, 건강한 두피 환경 유지와 모발 컨디셔닝을 위한 핵심 포인트로 활용된다.

(2) 손상된 모발 집중 케어

잦은 염색, 펌 등으로 인해 건조하고 푸석해진 모발에 풍부한 영양감을 부여하며, 모발의 큐티클 층을 정돈해 탄력과 윤기를 회복하는 데 도움을 줄 수 있다.

(3) 두피 진정 및 보습 케어

건조하거나 민감한 두피에도 사용 가능하며, 보습과 진정 작용을 통해 편안한 두피 컨디션을 유지하는 데 기여한다.

(4) 가볍고 산뜻한 사용감

고영양 트리트먼트임에도 무겁지 않고 끈적임 없는 마무리감이 특징이며, 청량하고 은은한 향이 오랫동안 지속된다.

(5) 복합 항산화 케어 시너지

내부용 제품인 닥터에스오디 더블업플러스와 외부용 나와모 울트라 부스터와 함께 사용 시, 전신 및 두피 항산화 환경을 동시에 케어하여 보다 건강한 모발 관리 루틴을 기대할 수 있다.

■ **사용 방법 및 권장 대상**

(1) 사용 방법

샴푸 후 물기를 가볍게 제거한다.
적당량을 두피와 모발 전체에 골고루 도포한다.

손끝으로 마사지하듯 바른 후 3~5분간 두었다가 깨끗이 헹군다.
극손상 부위에는 더 집중적으로 도포하면 효과가 좋다.

(2) 권장 대상
- 탈모 증상으로 두피 및 모발이 약해진 사람
- 극심한 손상모(염색·펌 등 화학 시술 잦은 경우)
- 푸석·탄력 잃은 모발, 건조하고 예민한 두피를 가진 사람
- 프리미엄급 영양·보습 케어와 항산화 효과를 동시에 원하는 소비자

■ **유형별 호전 반응**

(1) 극손상 모발
큐티클 개선, 모발이 부드럽고 윤기 있게 복원된다.

(2) 탈모 증상자
두피 진정과 보습 개선으로 탈모 부담이 완화되며, 모낭 활력 증가된다.

(3) 예민·민감 두피
항산화 및 보습 효과로 두피 자극이 줄고 편안함을 유지한다.

(4) 내·외부 SOD 복합 케어 병행자
닥터에스오디 더블업플러스(내부 섭취)와 울트라 부스터(외부 도포) 병행 시, 두피와 모발 성장 환경이 최적화되어 신생모 발현·모발 굵기

회복 효과가 배가된다.

■ **사용자 후기**

- 트리트먼트인데 두피에 사용해도 무겁지 않고 산뜻해서 좋다.
- 계속 염색으로 푸석했던 머릿결이 확실히 부드럽고 차분해졌다.
- 사용 후에도 잔여감이 없고 향이 오래 남아 만족스럽다.
- 닥터에스오디 더블업플러스와 울트라 부스터를 함께 쓰면서 머리 빠짐이 줄고 신생모가 더 쉽게 자라는 걸 경험했다.

※ 위 후기는 소비자 개인의 경험이며, 모든 사람에게 동일하게 적용되거나 보장되는 것은 아닙니다.

3) 피부를 위한 뷰티 케어 - 제시카셀럽 & 화장품 라인

3-1) 제시카셀럽 SOD 히알루로닉 마스크팩

20분 당신이 아름다워 지는 시간
JESSICA CELLOVE SOD HYALURONIC MASK

제시카셀럽 SOD 히알루로닉 마스크팩 25ml * 5ea

1. 국내 최초 SOD 메인 코스메틱 브랜드 제시카 셀럽
   시트 한 장당 SOD 10,000ppm 함유!!

2. 항산화 능력이 뛰어나지만 공정이 까다로운 SOD를
   업계 최초로 천연 자원에서 추출하여 SOD를 원료화한 마스크팩!

3. 미백, 주름 개선 2중 기능성으로
   보습/탄력 + 주름개선 + 진정효과 + 미백 개선 + 피부결 정돈을 한번에!

4. 피부에 유익한 원료로만 조합!
   8가지 기능성 성분으로 피부에 나쁜 건 빼고 좋은 것만 채워 만든
   SOD 히알루로닉 마스크팩

Main ingredients_8가지 핵심 성분

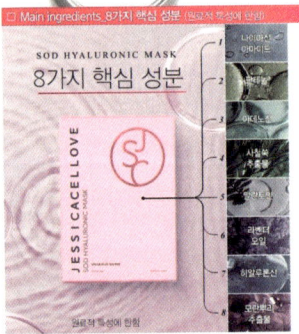

비타민B3 피부 속 천연 불질들과 함께 시너지를 내는 갈색반 오염, 미백 케어 성분으로 피부 타입에 상관없이 자극이 적은 성분으로 피부 장벽을 튼튼하게 해주는 역할도 합니다.

비타민B5, 피부를 자극하는 증상이 없고 다른 성분들과도 화합이 잘 되는 안정적인 성분으로 피부 보호, 염증완화로 피부 보습에 뛰어난 효과가 있습니다.

세포의 흡수율이 좋고 안정성과 지속력이 뛰어나게 주름을 완화하고 탄력을 채워주는 성분으로 향균 기능을 가지고 있어 상처 치유에도 효과적인 능력을 보여줍니다.

가장 생명력이 강한 꽃, 한 겨울에도 죽지 않아 사랑받아 꼴팝니다 피부 진정에 효과적이며 향신료, 미백 개선, 탄력에도 도움을 줍니다.

알러배선분 대표적인 진정 성분으로 경증을 가라앉히고 상처난 모습 빠르게 회복할 수 있도록 도와줍니다.

염증을 감소시켜 피부의 진정과 미백에도 효과적이며 신화방지제의 특성으로 활성산소로부터 피부 보호에 도움을 줍니다.

피부 눈 관절 등에 분포되어 있으며 자기 무게의 1,000배 이상의 수분을 끌어당기는 역할로 주름으로부터 수분을 흡수하여 신축한 피부에 효과적인 성분으로 피부에 수분 자체 및 탄력을 보충하는데 효과적입니다.

피부에 탄력을 높이주고 문제성 피부의 진정과 개선에 도움을 주며 향신의 식물에도 효과적이며 엘라스틴 성분을 복합적으로 피부 톤을 더 밝게 만들어줍니다.

비건 인증 소재의 텐셀스킨 소재 마스크 시트 (시트의 특성에 한함)

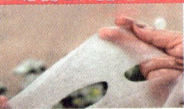

비건 인증 받은 자연 생분해 소재로 밀착력과 흡수력이 뛰어난 소재로 제작!
피부 자극 테스트 0.00의 자연 생분해 소재 100% 비건 인증! 텐셀스킨시트로
피부에는 밀착력 있게 유효성분은 깊게 예민한 피부도 안심하고 사용하세요.

■ 제품 소개

피부는 외부 환경에 가장 먼저 노출되는 장기이자, 가장 먼저 늙는 곳이다.

피부가 푸석하고 칙칙해지는 이유는 단순한 수분 부족이 아니라, 세포를 공격하는 활성산소(ROS)의 축적 때문이다.

'SOD 히알루로닉 마스크팩'은 수분을 채우는 것에 그치지 않고, 피부를 산화 스트레스로부터 방어하는 역할까지 한다.

핵심 성분인 SOD는 피부 세포 손상을 막고, 히알루론산은 수분막을 형성하여 외부 자극을 차단한다.

단순 '진정'이나 '보습'이 아니라, 피부 속 항산화 시스템을 일시적으로 강화하는 데 도움을 줄 수 있어, 자외선 노출이 잦거나 스트레스로 민감해진 날 사용하기에 적합하다.

피부는 세안을 해도 회복되지 않다.
피부 세포가 늙지 않도록 항산화로 '방어'해 줘야 한다.

■ 주요 성분 및 특징

(1) SOD 항산화 케어

SOD(Superoxide Dismutase)는 대표적인 항산화효소로, 외부 자극이나 스트레스로 인한 산화 스트레스 완화에 도움을 주며, 피부 컨디션 회복과 생기 있는 피부 유지에 긍정적인 작용을 기대할 수 있다.

(2) 히알루론산 보습 효과

고함량 히알루론산 성분이 피부에 수분을 공급하고, 수분막을 형성해 촉촉함이 오래 유지될 수 있도록 설계되었다.

(3) 복합 피부 고민 케어

피부 톤, 건조, 각질, 민감 등 다양한 피부 고민을 복합적으로 케어할 수 있도록 에센스 타입의 고영양 포뮬러가 적용되어 있다.

(4) 고영양 세럼급 에센스

한 장의 마스크에 세럼 한 병 분량의 고농축 에센스가 함유되어, 피부가 건조하거나 지쳐 있을 때 빠르게 컨디셔닝을 도와준다.

(5) 비건 인증 시트 사용

저자극 테스트 완료 및 비건 인증된 시트 원단을 사용해 예민한 피부도 편안하게 사용할 수 있다.

■ 사용 방법 및 권장 대상

(1) 사용 방법

세안 후 피부결을 정돈한다.
마스크팩을 얼굴에 고르게 밀착시킨다.
10~20분간 부착 후 제거하고, 남은 에센스를 가볍게 두드려 흡수시킨다.

(2) 권장 대상

- 수분 부족으로 인한 피부 당김, 건조함이 심한 피부
- 주름·탄력 저하 등 노화 고민이 있는 피부
- 예민·민감성 피부로 진정 효과가 필요한 경우
- 미백·주름·보습을 동시에 원하는 올인원 안티에이징 케어를 찾는 고객

■ **유형별 호전 반응**

(1) **건성·극건성 피부**

피부가 촉촉해지고, 속당김 현상이 줄어든다.

(2) **예민성 피부**

붉음증과 자극이 완화되며 피부결이 안정화된다.

(3) **노화 피부**

미세 주름 개선, 탄력 회복, 피부 톤 맑아짐을 경험할 수 있다.

(4) **복합성·문제성 피부**

수분과 진정 효과로 여드름·각질 완화 등 피부 균형 개선된다.

■ 사용자 후기

- 팩을 한 번 붙였을 뿐인데 피부가 하루 종일 촉촉하다.
- 주름이 덜 도드라지고 피부 탄력이 살아나는 게 느껴졌다.
- 은은한 향과 산뜻한 사용감 덕분에 민감한 피부에도 부담이 없었다.
- 여드름 자국과 붉음증이 완화되고, 피부가 밝아졌다.

※ 위 후기는 소비자 개인의 경험이며, 모든 사람에게 동일하게 적용되거나 보장되는 것은 아닙니다.

3-2) 제시카셀럽 SOD 아이크림 포페이스

내 눈가에 Lights on! SOD로 피부에 조명 ON!
JESSICACELLOVE SOD EYE CREAM FOR FACE

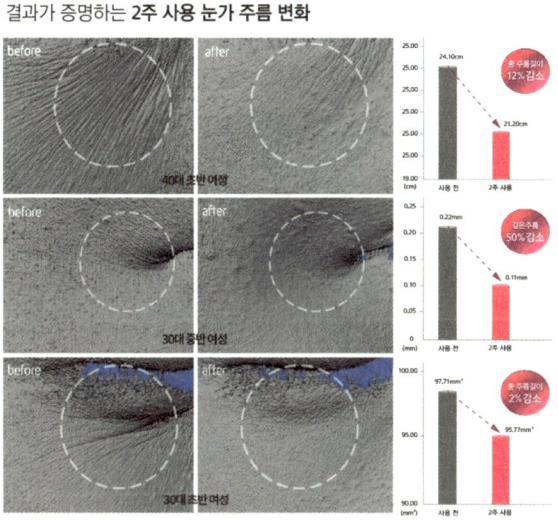

제시카셀럽 SOD 아이크림 포 페이스 30ml(1.01fl.oz)

결과가 증명하는 2주 사용 눈가 주름 변화

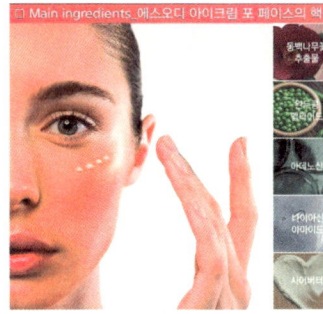

□ Main ingredients_에스오디 아이크림 포 페이스의 핵심 성분

- 동백나무꽃 추출물: 피부에 컨디셔닝을 부여하고 피부결을 유연하고 부드럽게 개선하는데 도움 / 피부의 과도한 유분을 관리하여 청정한 피부로 만들고 피부 노화의 원인이 되는 활성산소에 의해 피부가 산화되는 것을 예방하여 활력있는 피부로 관리하는데 도움
- 만데리브 칼릭서: 피부 속 콜라겐을 유지하는데 도움을 주며 탄력을 개선하는데 도움
- 아데노신: 피부의 자생력을 키워 노화 방지에 효과적이며 피부 탄력에도 도움을 줌
- 나이아신 아마이드: 피부 미백 효과가 뛰어나며 피부 개선에 도움
- 시어버터: 강력한 항산화 작용으로 피부 세포의 노화 방지에 도움

8. SOD, 어떻게 활용할까?

■ 제품 소개

주름을 만드는 주범은 콜라겐 부족만이 아니다. 피부를 무너뜨리는 건 결국 '활성산소에 의한 산화'이다.

'SOD 아이크림 포페이스'는 미백·주름 개선 2중 기능성에, 에스오디랩이 개발한 고함량 SOD를 기반으로, 노화와 손상을 동시에 케어하는 제품이다.

단순히 눈가 주름만이 아니라, 팔자주름, 이마, 턱선까지 안티에이징이 필요한 모든 부위에 사용할 수 있도록 설계되었다.

피부가 늙기 전에, 매일 SOD로 '산화'를 잠재우는 루틴이 필요하다.

■ 아이크림 주름개선능력 측정 중간보고

- 실험 목적: 3D 표면 영상 기법으로 피부 표면의 구조를 측정하여 제품의 효능을 직관적/객관적인 자료이다.
- 측정 기간: 사용 전/2주, 4주, 8주 차 총 4회 측정

2주 차 측정 완료

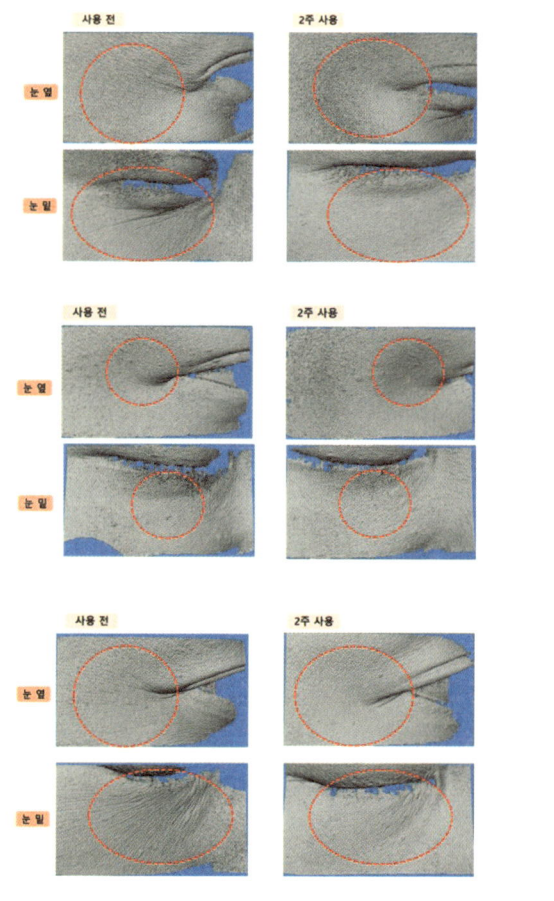

8. SOD, 어떻게 활용할까?

4주 차 임상 시험 자료

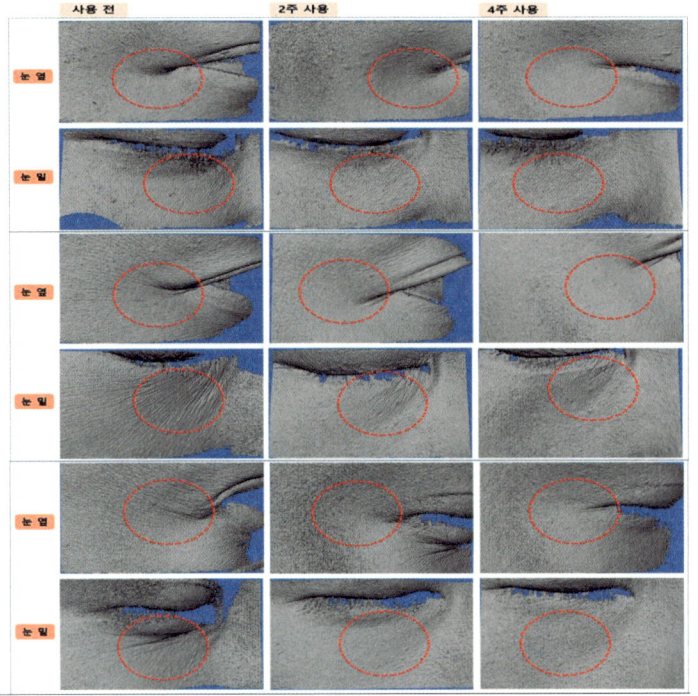

제시카셀럽 아이크림은 미백과 주름 개선의 2중 기능성 효능이 입증된 제품으로, KTR(한국화학융합시험연구원)에서 진행한 인체적용시험에서 피부 자극 지수 0.00(비자극) 판정을 받았다.

※ 참고: 본 자료는 화장품 인체적용시험의 중간 관찰 결과로, 개인차가 있을 수 있으며, 제시된 내용은 질병의 예방 또는 치료를 위한 의약적 효능을 의미하지 않습니다. 제품 사용 시 피부 이상 반응이 있을 경우 사용을 중지하고 전문가 상담을 권장합니다.

■ 주요 성분 및 특징

(1) 이중 기능성 인증(미백·주름 개선)

기능성 화장품 심사 기준에 따라 미백과 주름 개선 효능이 인증되었으며, 눈가뿐 아니라 팔자주름·이마·턱선 등 얼굴 전반에 활용할 수 있다.

(2) 고함량 항산화효소 SOD 함유

SOD는 인체 내 항산화 방어체계의 핵심 효소로, 활성산소종(ROS)을 제거해 피부 산화 스트레스 완화 및 건강한 피부 환경 유지에 기여한다.

(3) 에스오디랩의 미생물 발효 기술 적용

에스오디랩은 다년간의 연구 끝에 1g당 20,000유닛 이상의 고함량 SOD를 안정적으로 생산하는 발효공정을 확립하였다.

이 기술은 원료의 순도와 활성 안정성을 높여, 제품의 항산화 효과와 피부 친화성에 기여하고 있다.

(4) 부드럽고 쫀쫀한 발림감

수분크림처럼 부드럽고 밀착력 높은 텍스처로, 눈가뿐 아니라 얼굴 전체에도 부담 없이 사용할 수 있으며 데일리 크림으로도 적합하다.

(5) 자연 유래 진정·보습 성분 함유

식물성 추출물과 천연 보습 인자를 복합 배합하여 피부 진정, 수분 공급, 밸런스 유지에 도움을 준다.

(6) 항산화 및 진정 효과

SOD 성분이 외부자극·스트레스로부터 피부를 보호하며 부기와 알레르기 진정에도 효과적이다. 자연유래 성분이 배합되어 피부에 순한 천연 성분을 다양하게 함유해 건강한 피부 유지에 도움을 준다.

■ 과학적 배경 및 SOD의 피부 기전

SOD(슈퍼옥사이드 디스뮤타제)는 생체 내에서 활성산소를 제거하는 핵심 항산화효소로, 피부 노화의 주요 원인 중 하나인 산화 스트레스를 줄이는 데 중요한 역할을 한다.

SOD의 작용은 다음과 같이 정리된다.

- **활성산소 중화**: 산화 스트레스 완화
- **피부 콜라겐·히알루론산 분해 억제**: 탄력 유지
- **섬유아세포 기능 유지**: 피부 재생 및 구조 강화
- **광노화 방어**: 자외선·환경오염에 의한 손상 예방

국내외 연구 결과에 따르면 SOD 함유 제품은 피부 주름, 탄력, 보습력 개선과 피부 산화 손상 완화에 긍정적인 변화를 유도하는 것으로 보고되고 있다.

또한, 최근의 피부 전달 기술 향상으로 SOD의 피부 흡수 효율이 개선되어 주름 완화 및 피부 탄력 유지에 도움을 줄 수 있는 기반이 마련되었다.

■ 사용 방법 및 권장 대상

(1) 사용 방법

소량을 손에 덜어 눈가부터 얼굴 전체에 부드럽게 펴 발라 마무리한다. 저녁 시간 집중 관리, 또는 아침·저녁 데일리 케어 모두 적합하다.

(2) 권장 대상

- 눈가·팔자주름·깊은 주름으로 고민하는 중년 피부
- 칙칙한 피부톤 및 민감성 피부
- 얼굴 전체 탄력 저하 및 건조함이 고민인 분

■ 유형별 호전 반응

(1) 건조, 탄력 저하형

사용 후 피부가 촉촉해지고 탄력이 살아나는 응답이 많다.

(2) 알레르기 및 부기·예민형

눈밑 알레르기, 땀띠 등에 빠른 진정 효과, 자극이 적어 민감성 피부도 안심 사용 가능하다.

(3) 주름·노화형

꾸준히 사용 시 눈가 및 얼굴 전체 잔주름, 팔자주름 개선 후기가 많다.

■ **사용자 후기**

- 얼굴 전체 바를 수 있어 활용도가 높고 마무리 단계로 사용 적합하다.
- 발림성이 좋고 쑥향이 은은해 인위적이지 않아 만족한다.
- 피부 촉촉함이 오래 유지되어 데일리 크림으로 추천한다.
- 자극 없이 아이크림 바르니 알레르기, 땀띠가 가라앉는다.
- 잠자기 전 팩처럼 사용하면 아침에 화사한 피부 효과 경험한다.

※ 위 후기는 소비자 개인의 경험이며, 모든 사람에게 동일하게 적용되거나 보장되는 것은 아닙니다.

4) 리쏘드

4-1) 리쏘드 SOD 안티에이징 리본 앰플

세포 속부터 차오르는 안티에이징 고농축 세럼
리쏘드 SOD 안티-에이징 리본 앰플
[RESOD ANTI-AGING REBORN AMPOULE]

리쏘드 SOD 안티-에이징 리본 앰플 5ml * 10ea

[주름개선 + 미백 2중 기능성 화장품]

- ✓ 활성산소를 효과적으로 제거하는 SOD 항산화 효소 함유로 피부 산화 스트레스 방어
- ✓ 프로방스 장미꽃수 30%와 백미꽃추출물, Super Centella로 민감해진 피부를 진정 보습
- ✓ 나이아신아마이드로 기미·잡티 케어, 7종 펩타이드 복합체로 탄력 개선까지!
- ✓ 8중 히알루론산 레이어링과 고함량 보습제(28%)로 수분 충전 및 장시간 보습 유지

리쏘드 안티-에이징 리본 앰플로 하루종일 걱정없이 **보습과 탄력관리!**

Anti-Aging Reborn Ampoule

CONCEPT INGREDIENTS
*원료적 특성에 한함

"복합 노화 신호, 하나의 세럼으로 입체 케어"

효능효과	원료명	상세 설명
항산화	SOD CONCENTRATE (사철쑥추출물)	강력한 항산화 효소인 SOD가 활성산소를 제거해 피부를 산화 스트레스로부터 보호
	프로폴리스추출물	풍부한 플라보노이드와 항균 성분이 피부에 생기를 부여하고 외부 유해물질로부터 보호
진정	프로방스장미꽃수	플라보노이드와 비타민이 풍부하여 피부 진정 및 항산화 효과를 부여, 맑은 피부 톤 케어
	Super Centella	센텔라 4종 복합체로 손상된 피부의 재생을 촉진하고 염증을 완화
	DERMA CLERA	특허 받은 백미꽃추출물이 민감 피부를 빠르게 진정시키고, 피부 장벽을 강화해 자극을 완화
미백	나이아신아마이드	멜라닌 이동을 억제해 색소 침착을 줄이고, 피부 톤을 균일하게 개선
	알파-비사보롤	자극 없이 피부를 자연스럽게 밝히며 진정 효과도 병행
주름·탄력 개선	아데노신	세포 에너지 대사를 촉진하여 주름을 완화하고 피부 탄력을 개선
	펩타이드 7종	7가지 펩타이드 복합체가 콜라겐 생성을 유도하고 피부 구조를 탄탄하게 개선
	카베하추출물	아미노산과 비타민이 풍부하여 피부에 영양을 공급하고 탄력을 부여
보습·수분 유지	8중 히알루론산 - 고/중/저분자, 전구체 포함	다양한 분자 크기의 8중 히알루론산이 피부 결과 속을 빈틈없이 채워 깊은 수분감을 부여
	트레할로오스	수분 증발을 방지하고 외부 자극으로부터 피부를 보호하는 자연 유래 보습 성분
	세라마이드엔피	피부 장벽을 재건하여 수분 손실을 막고 민감한 피부를 건강하게 유지
	마카다미아씨오일	피부 친화적인 지방산이 풍부해 보습막 형성과 피부 유연성에 도움
	호호바씨오일	인간 피지와 유사한 구조로 수분 밸런스를 조절하고 끈적임 없이 흡수
	히비스커스꽃추출물	식물성 AHA가 함유되어 보습과 함께 각질을 부드럽게 케어해 피부 결을 정돈

■ 제품 소개

피부를 되돌리고 싶다면, 화려한 성분보다 '기초 체력'을 되찾아야 한다.

'리쏘드 SOD 리본 앰플'은 고농축 SOD를 담고, 특허급 전달 기술을 적용해 피부 깊숙이 항산화 성분이 도달할 수 있도록 설계된 고기능성 안티에이징 앰플이다. 피부 노화는 내부의 세포 환경이 망가지는 것에서 시작된다.

SOD는 이 구조를 되살려주는 항산화효소로 콜라겐 분해 억제, 섬유아세포 회복, 손상 세포 재생이라는 피부 본연의 복원 능력을 끌어올리는 핵심 기전을 갖고 있다.

피부가 본래 가진 회복 능력을 되살리기 위해, 이 앰플은 표면을 덮는 것이 아니라, 피부의 에너지 흐름을 바꾸는 접근을 취한다.

피부를 젊게 하는 건 화장품이 아니라,
그 안에서 작동하는 항산화 기전이다.

■ 주요 성분 및 특징

(1) 고함량 SOD 항산화 성분

활성산소로부터 피부를 보호하는 대표적인 효소다. 산화 스트레스로 인한 피부 손상 완화에 도움이 되며 노화 징후 완화 및 피부 본연의 회복력이 강화된다.

(2) 슈퍼센텔라(병풀추출물) & 프로판디올 30%

　피부 진정 및 보습 케어에 도움을 주며 민감해진 피부에 편안함을 전달한다.

(3) 나이아신아마이드 & 아데노신

　미백 및 주름 개선 이중 기능성 화장품 인증 성분 함유로 피부 톤 개선 및 탄력 관리에 도움을 준다.

(4) 7중 펩타이드 콤플렉스

　피부에 활력을 부여하고, 탱탱한 윤기 피부 연출을 지원한다.

(5) 리본 기술 기반 전달 시스템 적용

　유효성분이 피부 속까지 안정적으로 전달될 수 있도록 설계한다.

■ 사용 방법 및 권장 대상

(1) 사용 방법

　세안 후 토너로 피부결을 정돈한다.
　앰플을 적당량 취해 얼굴 전체에 고르게 펴 바르고 흡수시킨다.
　하루 한 번, 혹은 피부 상태에 따라 매일 꾸준히 사용한다.

(2) 권장 대상

- 노화 징후(주름, 탄력 저하, 건조)를 본격적으로 개선하고 싶은 분
- 피부 장벽 약화, 예민성 피부로 인해 진정·항염 케어가 필요한 경우
- 강력한 항산화 관리로 동안 피부를 유지하고 싶은 중장년층
- 집중적이고 빠른 안티에이징 효과를 원하는 프리미엄 케어 고객

■ 유형별 호전 반응

(1) 일반 피부 사용자

피부 탄력 개선, 주름 완화, 촉촉한 피부 결 변화 경험할 수 있다.

(2) 건성·노화 피부

수분감이 채워지고 피부 장벽 강화로 탄력 회복할 수 있다.

(3) 문제성·트러블 피부

항염 작용으로 여드름과 붉은기 완화 가능하다.

(4) 민감성 피부

초기 사용 시 일시적 자극(가려움·홍조·트러블)이 있을 수 있으므로 소량부터 사용 권장한다.

■ **사용자 후기**

- 피부가 전반적으로 탱탱해지고 주름이 옅어졌다.
- 보습력이 뛰어나 하루 종일 피부가 촉촉하다.
- 예민한 피부인데도 자극이 적고, 오히려 트러블이 줄었다.
- 꾸준히 쓰면서 잃었던 자신감이 돌아오고, 피부가 밝고 생기 있게 변했다.

※ 위 후기는 소비자 개인의 경험이며, 모든 사람에게 동일하게 적용되거나 보장되는 것은 아닙니다.

4-2) 리쏘드 SOD 톤업 선크림

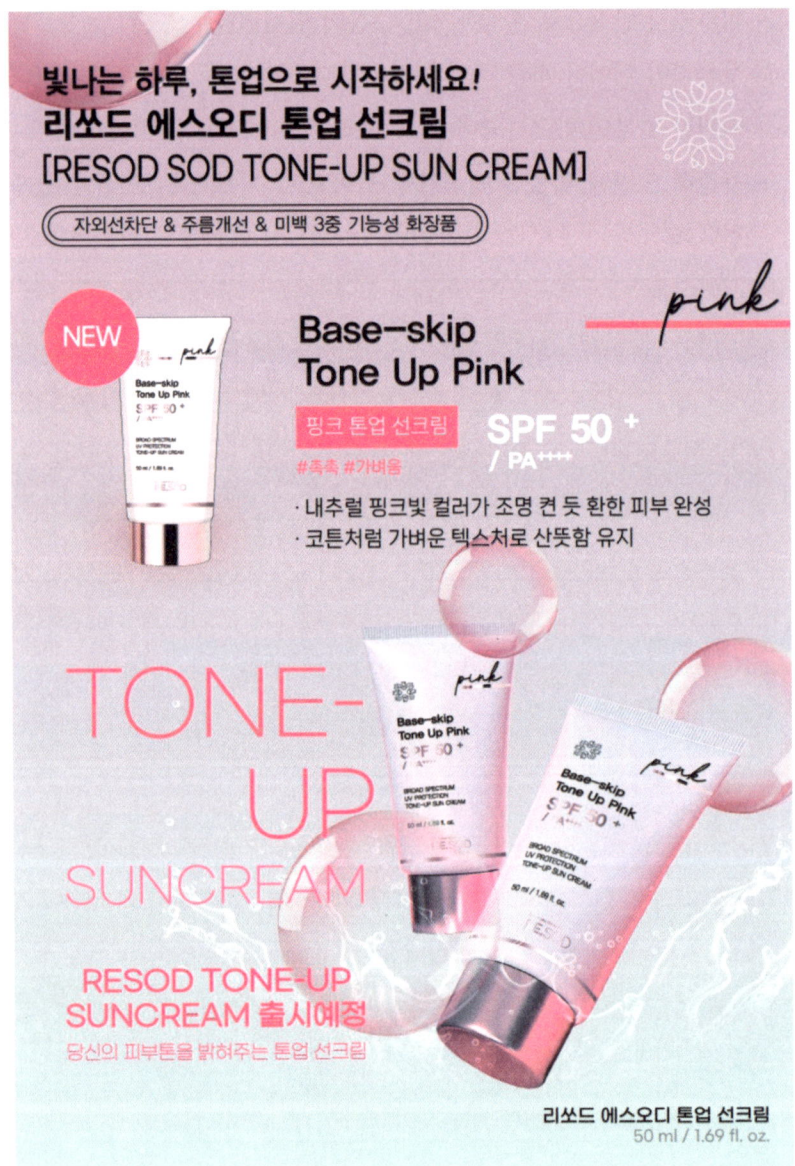

■ 제품 소개

피부 노화의 90%는 '자외선' 때문이다. 그렇다면 자외선 차단은 피부 노화 방지의 시작이자 끝이다.

하지만, 자외선을 막는 것만으로는 부족하다. 이미 피부에 쌓인 산화 손상까지도 케어해야 한다.

'리쏘드 SOD 톤업 선크림'은 SPF 50+ PA++++의 강력한 차단 효과와 함께, SOD 항산화 성분을 담아 광노화의 원인인 활성산소까지 동시에 대응할 수 있게 설계되었다.

피부를 태우는 자외선(UV)은 피부 속 콜라겐과 엘라스틴을 분해하고, 장기적으로는 색소 침착, 주름, 탄력 저하로 이어지는데, SOD는 이러한 광노화 반응의 근본 원인을 제어해 준다. 게다가 자연스러운 톤업 기능과 민감 피부에도 부담 없는 제형 덕분에 매일 사용할 수 있는 '항산화 베이스 메이크업'으로도 유용하다.

차단만 하면 안 된다.
노화까지 막고 싶다면, 항산화가 함께여야 한다.

■ 주요 효과 및 특징

리쏘드 에스오디 톤업 선크림은 SPF 50+ PA++++의 강력한 자외선 차단 기능을 갖추고 있으며, 미세먼지와 광노화로부터 피부를 보호하는 것이 특징이다. 보라빛 크리미한 제형은 피부에 빠르게 밀착되어 자연스러운 톤업 효과를 주며, 피부 결을 매끄럽게 정돈해 맑고 화사한 피부를 연출한다.

항산화 성분과 보습 인자가 다수 함유되어 피부를 촉촉하게 유지하고 외부 자극으로부터 보호하는 데 도움을 준다. 특히 민감한 피부도 부담 없이 사용할 수 있도록 자극을 최소화한 점이 돋보인다.

■ 사용 방법 및 권장 대상

(1) 사용 방법

적당량을 손이나 퍼프에 덜어 피부에 고르게 펴 바른다. 퍼프를 이용하면 더 강한 톤업 효과와 깔끔한 마무리를 할 수 있고, 손을 사용할 경우 자연스러운 윤광 표현이 가능하다.
외출 15~30분 전에 사용하는 것이 좋으며, 땀이나 물에 의해 지워질 경우 덧바르는 것을 권장한다.

(2) 권장 대상

자외선 차단과 동시에 피부 톤 보정을 원하는 모든 피부 타입에 권장되며, 특히 지성 및 복합성 피부에 적합한 제품으로 평가받았다.

■ 유형별 호전 반응

지성 및 복합성 피부는 유분기가 적당하여 번들거림 없이 빠르게 밀착되고, 지속력이 좋아 야외 활동 시에도 호평받았다. 모공과 요철 커버 효과가 뛰어나 피부 결 개선에 효과적이다.

건성 피부는 촉촉한 수분감과 자연스러운 윤광 표현이 장점이나 시간이 지나면서 약간의 매트함과 피부 당김 현상이 있을 수 있다. 보습제와 함께 사용하는 것을 권장한다.

민감성 피부는 자극이 적고 부드러운 사용감으로 홍조나 알레르기 반응 없이 무난하게 사용할 수 있다는 평가가 많다.

■ **사용자 후기**

- 보랏빛 제형이라 걱정했는데, 바르면 자연스럽게 피부 톤이 맑아져요. 들뜸 없이 밀착되는 것도 만족스럽다.
- 톤업 효과가 과하지 않아 데일리로 쓰기 딱 좋아요. 자외선 차단도 강해서 외출 전 꼭 바르게 된다.
- 유분감이 적고 산뜻해서 지성 피부에도 부담이 없네요. 번들거리지 않아서 오후까지도 깔끔한 피부 유지된다.
- 퍼프로 바르면 더 균일하게 발리고 커버력도 살짝 있어서 피부가 매끈해 보인다.
- 예민한 피부인데 트러블 없이 잘 맞아서 안심하고 매일 쓰고 있다.

일부 건성 피부 사용자는 시간이 지나며 피부가 조금 당기는 느낌을 경험하기도 하지만, 대다수는 보습과 톤업 두 가지 효과를 동시에 누릴 수 있어 만족도를 보인다.

※ 위 후기는 소비자 개인의 경험이며, 모든 사람에게 동일하게 적용되거나 보장되는 것은 아닙니다.

5) 두피, 바디, 올인원 마사지

5-1) 녹주석 괄사

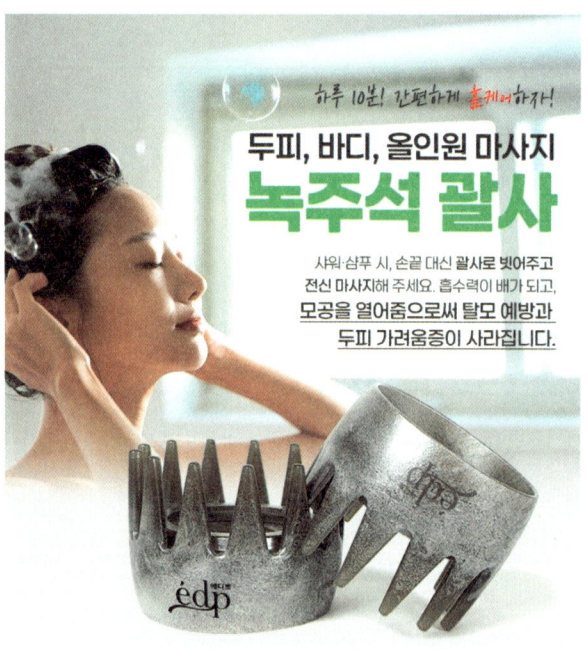

이런 분들께 추천드립니다

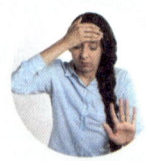
두통이 심하신 분

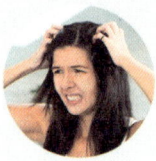
두피 가려움증이 심하신 분

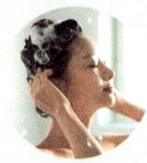
샴푸 시 손끝대신 괄사를 사용

■ 제품 소개

리쏘드 녹주석 괄사는 자연석인 녹주석(아쿠아마린)으로 제작된 마사지 도구로, 두피, 얼굴, 바디 전체에 사용할 수 있는 올인원 괄사이다. 13개의 지압봉이 부착되어 있어 혈액과 림프 순환을 동시에 자극하며, 피부 탄력 개선과 노폐물 배출에 도움을 준다.

■ 주요 효과 및 특징

녹주석(아쿠아마린)은 천연 미네랄이 풍부한 자연석으로 피부 자극과 혈류 개선에 효과적이다. 13개 지압봉은 깊은 근육과 림프 순환 촉진을 돕는 구조로, 마사지 효과를 극대화한다.
원적외선 방사는 체내 깊숙한 곳까지 열을 전달해 혈관 확장, 혈류 개선, 피부 재생 촉진에 기여한다.

피부 탄력 증가, 혈액순환 개선, 노폐물 배출 촉진, 두피 및 바디 가려움증 및 탈모 예방에 효과적이다.

■ 사용 방법 및 권장 대상

(1) 사용 방법

두피 및 바디는 13개 지압봉 면으로 마사지하며, 얼굴과 턱 라인은 괄사 둥근 면으로 부드럽게 마사지한다. 샤워 시 함께 사용 가능하며, 호호바 오일과 병행하면 더욱 효과적이다.

(2) 권장 대상

탈모 예방, 두피 가려움증, 피부 탄력 저하, 림프 및 혈액순환 개선이 필요한 모든 연령층에 권장된다.

■ 유형별 호전 반응

녹주석 괄사와 함께 두피 경혈점 마사지가 탈모 예방과 두피 건강에 도움이 되는 이유는 혈액순환 및 영양 공급 촉진하며

두피 경혈점과 두피를 자극하는 마사지는 혈관을 확장시키고 혈액순환을 증가시켜 모근에 산소와 영양분 공급을 원활하게 한다. 영양이 충분히 공급돼야 모발이 건강하게 자라고 탈모가 줄어든다.

림프순환 개선과 노폐물 배출

괄사 마사지는 림프 흐름을 촉진해 두피 내 노폐물과 독소를 제거한다. 청결하고 건강한 두피 환경은 염증과 자극을 감소시켜 탈모 예방에 효율적이다.

두피 근육을 이완하고 스트레스를 줄여 두피 혈관과 모낭에 가해지는 압력을 완화한다. 스트레스는 탈모 악화 요인이므로 경혈점 마사지는 정신적, 신체적 긴장 해소에 도움을 준다.

녹주석 괄사의 물리적 자극 효과

자연석인 녹주석 괄사는 부드러운 압력과 쿨링 효과를 통해 두피 자

극과 혈액순환을 동시에 촉진해 두피 건강에 긍정적 영향을 준다. 이와 같이, 녹주석 괄사와 두피 경혈점 마사지는 상호 보완적으로 두피 혈액순환과 림프 배출을 개선하며 스트레스 감소에 기여하여 탈모 예방과 모발 건강 유지에 도움을 준다.

■ **사용자 후기**

꾸준한 사용으로 두피 혈액순환 개선과 탈모 완화 효과가 있었다는 긍정적 평가가 많다. 피부가 진정되고 가려움이 줄었다는 후기가 있으며, 제품 사용이 간편하고 휴대가 용이하다는 점도 호평받고 있다. 녹주석 괄사는 자연석과 최적화된 지압봉 조합으로 두피와 바디 건강에 도움을 주는 특화 마사지 도구이다.

※ 위 후기는 소비자 개인의 경험이며, 모든 사람에게 동일하게 적용되거나 보장되는 것은 아닙니다.

두피 경혈점 알아보기

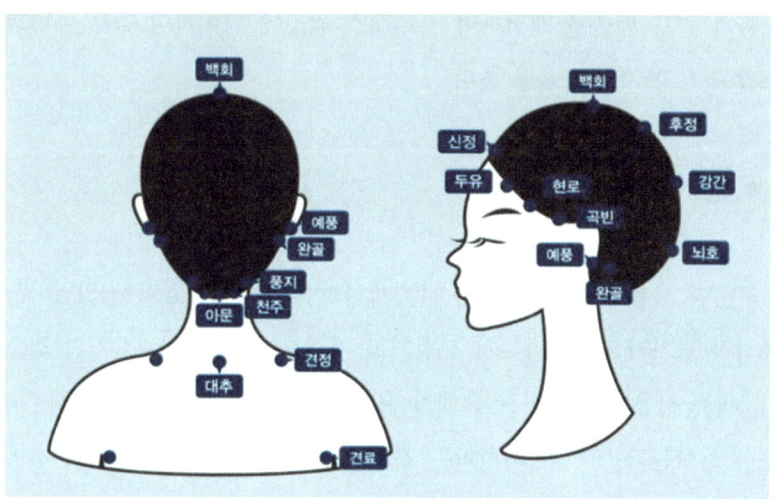

신정 두통, 시력장애, 얼굴마비, 어지럼증, 귀울림
신회 두통, 코막힘, 간질병
백회 뇌출혈, 중풍, 치질, 두통, 불면증, 어지럼증, 귀울림
풍지 탈모, 얼굴부종, 여드름, 졸음방지, 풍사, 제거, 중풍
두유 아품, 삼차신경통, 편두통
곡빈 편두통, 눈병

상성 코막힘과 간질병
전정 뇌빈혈증, 코막힘, 생리불순, 모발윤기, 탄력
아문 두통 뇌기능 활성화
천주 노화방지, 치매예방, 피로회복, 목의피로, 아토피 피부병
현로 편두통, 치아
각손 잇몸병, 두통

두피마사지 이렇게 하세요

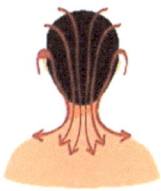

1. 양쪽 귀 둘레를 따라 목라인으로 끌어내리듯 괄사 마사지합니다.

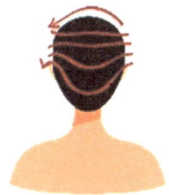

2. 오른쪽 귀 뒤에서 뒷목을 따라 왼쪽 귀 뒤로 마사지합니다.

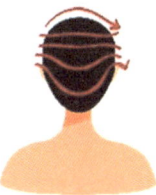

3. 왼쪽 귀 뒤에서 뒷목을 따라 오른쪽 귀 뒤로 마사지를 합니다.

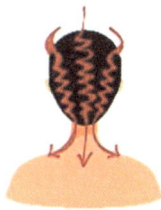

4. 이마라인부터 정수리를 따라 목선까지 지그재그로 마사지합니다.

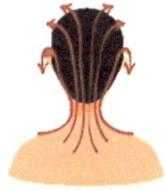

5. 목 뒤에서 이마라인까지 끌어올리듯 마사지합니다. 다시 빗어내리며 정돈합니다.

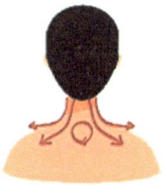

6. 목라인을 따라 끌어내리듯 마사지한후 경추 7번 둘레를 지긋이 누르며 마사지합니다.

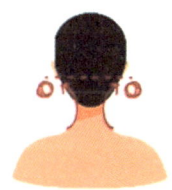

7. 목라인을 따라 귀 밑까지 끌어올려 지긋이 눌러줍니다.

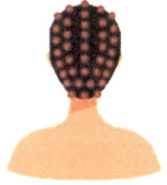

8. 정수리를 기준으로 3등분하여 왼쪽부터 지긋이 두피를 들 듯이 눌러 내려옵니다.

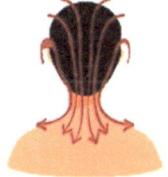

9. 전체적으로 쓸어내리듯 괄사 마사지하여 정돈합니다.

6) 실제 저자들의 생생한 제품 후기

■ 최주용 저자 사례

2015년, 나의 신장은 서서히 무너지고 있었다. 세 번의 요로결석과 신장결석 치료 끝에, 어느새 혈액검사 결과표에는 '신장기능 이상'이라는 붉은 글자가 선명히 찍혀 있었다. 2018년, 혈청 크레아티닌 수치는 1.4, 신사구여과율은 54. 의사는 조심스럽게 "이대로라면 투석을 준비해야 할지도 모른다."라고 말했다. 그 말은 마치 내 인생에 내려진 선고 같았다.

신장에는 약이 없다는 말처럼, 나는 6년 동안 별다른 방법도, 희망도 찾지 못한 채 그저 시간에 몸을 맡기고 있었다. 그러던 어느 날, 2024년 3월 우연처럼, 그러나 지금 돌이켜 보면 운명처럼 리쏘드의 '닥터 SOD 더블업플러스'를 만나게 되었다. 반신반의로 시작한 섭취는 내 삶을 송두리째 바꿔놓았다.

8개월 뒤, 2024년 12월의 신장 검사 결과는 믿기 어려웠다. 혈청 크레아티닌 1.1, 신사구여과율 75. 의사의 입에서 "정상입니다."라는 말이 나오는 순간, 나는 그저 눈물이 흘렀다. 이건 단순한 호전이 아니었다. 나에게 찾아온 기적이었다.

신장이 정상으로 돌아오자, 함께 괴롭히던 고혈압과 초기 당뇨도 눈에 띄게 개선되었다. 몸이 가벼워지고, 마음이 다시 희망으로 채워졌다. 나는 이 변화를 '기적'이라 부를 수밖에 없었다. 놀라움은 여기서 끝이 아니었다. 수년간 탈모로 고민하며 수많은 제품을 써봤지만 효과를 보지 못했던 나에게, 2023년 12월 '나와모 두피 제품'은 또 다른 변화를 가져다주었다. 모발이 굵어지고, 머리숱이 풍성해지는 것을 직접 눈으로 확인했을 때, 나는 또 한 번 삶의 자신감을 되찾았다.

이 감동을 나누고 싶어 미용실 원장님께 제품을 소개했고, 그분은 30년 거래하던 기존 브랜드를 정리하고 2024년 2월부터 리쏘드 '나와모' 제품을 적극적으로 사용하고 계신다. 좋은 것은 결국 전해지는 법이다. 내가 체험한 SOD의 기적은 여기서 멈추지 않았다. 귀에서 쇠소리처럼 들리던 이명은 사라졌고, 늘 차갑던 발끝은 따뜻하게 살아났다. 여름에도 수면양말을 신던 내가 이제는 '뜨거운 남자'가 되었다고 가족들이 웃는다. 사타구니 변색엔 SOD 아이크림이, 평생 달고 살던 발바닥 무좀엔 SOD 마스크팩이 또 다른 변화를 선물했다. 얼굴에 바르던 팩을 발바닥에 발랐을 뿐인데, 거칠던 발이 깨끗하고 반짝이기까지 했다.

리쏘드 본부장으로 활동하며 나는 수많은 사람들을 만났다. 암환자, 만성질환자, 삶의 희망을 잃었던 이들. 그들이 SOD를 통해 다시 활력을 찾는 모습을 보며 나는 매일같이 새로운 감동을 경험했다. 두려움과 절망 속에서 시작했던 나의 SOD 여정은 이제 누군가에게 희망을 전하는 사명이 되었다. 내가 투잡으로 시작해 본부장까지 오를 수 있었던 이유는 단 하나 SOD의 놀라운 힘, 그리고 사람의 가능성을 믿었기 때문이다.

이 책을 통해 나는 말하고 싶다. 대한민국의 모든 직장인들, 삶의 무게로 지친 이들에게. 나처럼, 포기하지 말라고.

건강의 회복과 경제적 자유, 그 두 가지 기적은 결코 멀리 있지 않다고. 나는 그것을 입증하였고 대한민국 전역에 나는 이를 전하려한다. SOD가 내게 다가온 날, 나는 다시 태어났다. 그리고 지금, 그 기적을 당신에게 전하고 싶다.

■ 은아령 저자 사례

2023년 11월 리쏘드(Resod)를 만난 이후로 필자의 일상은 완전히 달라지기 시작했다. 매일 아침, 필자는 나와모 SOD 미라클 샴푸, 울트라 부스터, 퍼펙트 트리트먼트를 사용해 두피와 모발을 세심하게 관리했다. 저녁에는 제시카 셀럽 SOD 마스크팩과 아이크림으로 피부를 집중 케어하는 루틴을 꾸준히 이어갔다. 그 과정에서 두피 건강이 현저히 회복되고, 모발은 점점 탄력을 되찾았으며 피부결은 한층 부드러워지고 맑아지는 변화를 직접 느꼈다.

리쏘드 전 제품에 함유된 SOD 항산화효소는 내 세포 깊숙이 작용하여 토털 케어의 힘을 보여주었다. 꾸준함이 만들어내는 회복의 의미를 깊이 깨달은 순간이었다. 그 경험을 바탕으로 탈모와 두피 건강 회복 분야에 대한 필자의 전문성도 체계적으로 확립되었고, 2025년에는 전문 미용 자격을 보유한 원장과 함께 '나와모랩 부산 1호점'을 오픈하며 현장에 나섰다.

리쏘드의 SOD 시스템을 적용한 두피 관리와 항산화 케어를 직접 실천하면서 많은 고객들이 머리숱 회복과 피부 개선, 그리고 자신감 회복이라는 놀라운 변화를 경험했다. 건강과 아름다움이 연결되는 그 현장을 지켜보며 리쏘드는 단순한 제품이 아닌 삶을 바꾸는 시스템임을 확신하게 되었다. 한편, 유전적으로 잇몸이 약해 임플란트를 해야 했던 시기에도 필자는 닥터에스오디 더블업플러스를 꾸준히 섭취했다.

그 결과 잇몸 염증이 빠르게 완화되었고, 항산화 작용의 효과를 몸소 체감했다. 최근 통계에 따르면 성인의 33.4%가 치주염을 앓고 있었고, 많은 사람들이 잇몸과 구강 내 만성 염증으로 고통받고 있었다. 닥터SOD는 내 염증을 가라앉히고 통증까지 사라지게 하여, 마치 세포가 다시 살아나는 듯한 체험을 선사했다. '세포를 먹는다'는 말이 결코 과장이 아님을 깨닫게 했다.

또한, 2025년 8월 출시된 Dr.SOD 슈퍼슬림 다이어트를 만나면서 놀라운 변화를 또 한 번 경험했다. '하루 두 알, 간편하게 먹는 다이어트'라는 슬로건을 내세운 이 제품으로 체계적인 관리를 위해 필자는 하루 총 4정을 아침과 저녁으로 나누어 꾸준히 섭취했다. 식습관을 바로잡고 수분 섭취도 늘린 결과, 몇 달 만에 7kg 감량에 성공했고, 체지방이 줄며 복부 라인이 훨씬 탄탄해졌다. 닥터SOD 슈퍼슬림 다이어트는 단순한 체중 감량제를 넘어, 세포 대사를 활성화하고 체내 순환과 해독을 돕는 혁신적인 다이어트 솔루션임을 확신할 수 있었다. 리쏘드를 만나며 시작한 건강과 아름다움의 여정은 필자 자신의 삶뿐 아니라 많은 고객의 인생을 변화시키는 귀중한 경험이 되었다. 꾸준한 관리와 믿음으로 삶을 건강하고 활력 있게 가꾸어 가는 이 시스템은 단순한 제품 그 이상으로, 인생을 바꾸는 힘임을 필자는 자신 있게 말할 수 있다.

■ 박진희 저자 사례

긴 세월의 미용사 인생 32년 동안 미용사로서 나는 머리카락을 다듬고, 염색과 파마를 하면서 많은 사람들의 아름다움을 책임져 왔다. 그러나 긴 세월 동안 미용실 특유의 화학약품 냄새에 노출되고, 서서 일하는 동안 몸은 점점 지쳐갔다.

몸의 문제와 아픔으로 오랜 동안 다리와 온몸이 자주 붓고, 밤에는 혈액순환이 잘되지 않아 다리에 쥐가 나 잠을 자주 깼다. 파마약과 염색약 냄새가 몸에 스며드는 듯한 피로감도 심각했다. 그럼에도 나는 생계를 위해 이 모든 어려움을 참으며 견뎌야 했다.

닥터에스오디 더블업플러스와의 만남은 2024년 8월부터였다. 나는 닥터에스오디 더블업플러스를 아침에 2포, 오후에 1포씩 꾸준히 섭취하기 시작했다. 그 후, 몸 상태는 완전히 달라졌다.

놀라운 건강 변화로 온몸의 부기가 사라지고 가벼워졌으며 피로감이 현저히 줄고, 다리에 쥐가 나지 않아 깊고 편안한 잠을 자게 되었다.

에너지가 생기고 행복감을 느끼게 되었다. 지인들이 '무엇을 먹었냐'고 물을 정도로 나는 변화를 체감했다. 주변과 나누는 건강으로 지금은 미용실 손님들도 닥터에스오디 제품을 함께 섭취하며 건강을 챙기고 있고, 나 또한 더욱 건강한 에너지로 고객을 맞이한다. 필자의 건강 경험이 주변에 긍정적인 영향을 주는 것이 큰 기쁨이다.

닥터에스오디 더블업플러스의 역할은 무엇일까? 이 제품은 강력한 항산화효소 SOD를 포함해 활성산소 제거, 혈액순환 개선, 면역력 강화에 도움을 준다. 미용실 환경과 장시간 서서 일하는 직업 특성에 따른 신체 스트레스와 산화 손상을 완화하는 데 효과적이다. 긴 세월 미용사로 일하면서 겪은 고충과 닥터에스오디 제품으로 삶이 바뀐 감동적인 건강 회복기를 이 글에 담았다. 나는 앞으로도 건강과 행복을 유지하며 같은 고민을 가진 분들에게 희망과 용기를 드리고자 한다.

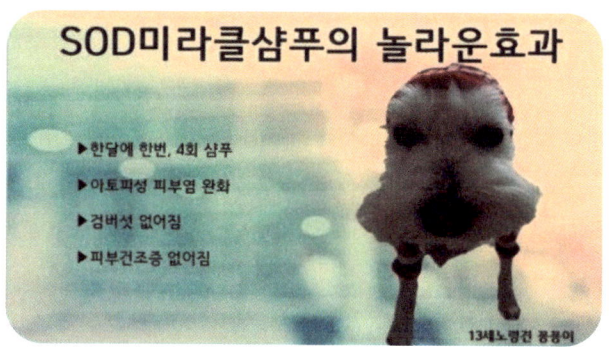

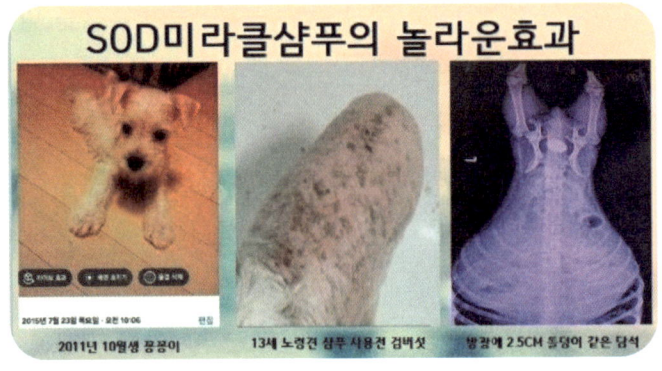

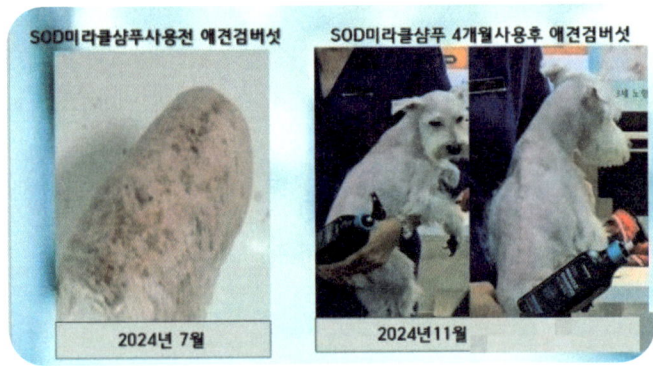

(SOD미라클 샴푸 사례)

　14살 강아지가 방광에 담석 돌이 있어 수술이 안 된다고 해서 아들 같은 강아지도 동물이지만 4분의 1씩 SOD를 먹이고 미라클 샴푸를 했다.

■ 박애심 저자 사례

'닥터SOD 더블업플러스'는 내 삶을 바꾼 진정한 행복의 시작이었다.

필자는 과거에 난소암 2기 판정을 받아 2회 수술과 5회 항암치료를 받았다. 그 결과 정상세포들이 손상되어 염증과 통증으로 일상생활을 하기 어려웠고, 대사가 원활하지 못해 면역체계가 무너졌다.

2024년 7월 말, 처음 '닥터SOD 더블업플러스'를 만나 하루에 4포씩 섭취하기 시작했다.

섭취 전에는 다리에 자주 쥐가 나고 당겼으며, 발가락에 감각이 없어 계단을 올라가기 어려웠다. 또한, 횡단보도에서 신호가 바뀌기 전에 잠깐 뛰기라도 하면 숨쉬기가 고통스러워 불편했다.

그런데 섭취한 지 15일 이후부터 발가락과 손끝에 찌릿찌릿한 느낌이 들면서 아팠던 부분들이 편해졌다. 그리고 호전반응으로 인해 염증이 배출되면서 고통스러운 시기도 있었지만 허리 통증과 관절염, 방광염, 비문증, 불면증, 갱년기 등이 서서히 개선되었다. 최근에도 심장이 두근거리고 두통으로 불편하지만 호전반응인 것을 확신하기에 희망이 샘솟는다.

또한, '나와모 SOD 미라클샴푸'와 헤어토닉 제품인 'SOD 울트라 부스터'를 매일 2~3회 사용하면서 머리카락이 덜 빠지고 두꺼워졌으며 득모가 나와 풍성해졌다.

저녁에는 '제시카셀럽 SOD 히알루로닉 마스크팩'을 붙이고 팩을 떼어낸 뒤에는 'SOD 안티에이징 리본 앰플'과 'SOD 아이크림 포페이스'를 얼굴 전체에 발랐다. 세포 속부터 차오르는 안티에이징 고농축 제품

들로 보습과 탄력 관리가 되어 피부톤은 밝아지고 눈가 주름과 볼살이 리프팅되어 10년은 젊어졌다는 말을 많이 듣고 있다.

"신체에 발병하는 모든 질병의 약 90% 이상이 활성산소에 기인한다." 1991년 존스홉킨스대학 의대 연구팀이 논문에서 밝힌 내용이다. SOD(Superoxide Dismutase)는 지구상에서 가장 강력한 슈퍼 항산화효소이다. 체내의 활성산소(ROS)를 제거하여 면역력을 강화하고 염증을 억제하며 세포를 보호하기 때문이다.

일본의 베스트셀러였던 《약에게 살해당하지 않는 47가지 방법》을 보면서 크게 공감했다. 따라서 과거에 받았던 항암제 치료와 조영제 약물, MRI, CT, X-레이 등 반복된 검사로 인해 면역력이 저하되어 암이 재발할까 봐 불안했다. 그러던 중 '닥터SOD 더블업플러스'를 섭취한 지 1년 2개월이 됐을 때 NK 세포 활성도 검사를 받았다. 검사 수치를 보면 정상수치가 500pg/ml 이상인데 필자의 수치는 516pg/ml로 정상수치로 나왔다. SOD의 위력은 대단하다.

참고	
정상치	500pg/ml 이상
관심치	250-499.9pg/ml
경계치	100-249.9pg/ml
이상치	100pg/ml 미만

우리는 모두 잠재적 암환자이기 때문에 비환우도 정기적인 혈액검사와 NK세포 활성도 검사를 통해 질병을 조기에 파악하고 대응하는 것

이 매우 중요하다. 재발 방지에도 필수적이다.

항생제의 역습으로부터 떠오르는 대안은 천연 항생제 SOD이다. SOD는 인체 유래 항산화효소 성분으로 그 어떠한 부작용이 없다. 우리 인간에게 신이 준 선물이다.

어려운 난제를 극복하고 SOD를 개발해 주신 이세영 회장님께 존경을 표한다.

■ 홍성준 저자 사례

(1) 탈모

닥터에스오디 더블업플러스와의 만남은 2025년 1월 17일, 매일 세 봉지씩 닥터에스오디 더블업플러스를 섭취하는 것에서 시작되었다. 동시에 나와모 SOD 부스터를 2~3시간마다 두피에 도포했고, 저녁에는 미라클 SOD 샴푸와 트리트먼트로 두피를 관리했다. 매일 꾸준한 관리가 쌓이며 몸과 마음이 서서히 변해가는 것을 필자는 느꼈다.

꾸준한 두피 관리와 SOD 제품 사용 덕분에 머리카락이 눈에 띄게 자라기 시작했다. 늘어졌던 빈틈들이 점점 채워지면서 자신감도 함께 생겨났다. 두피 미세 환경이 개선되고 항산화 작용으로 모낭이 건강해져 머리숱이 회복되는 과정을 피부로 체험할 수 있었다.

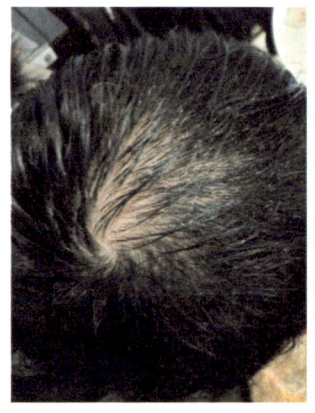 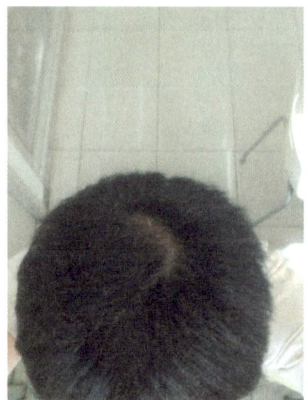

(2) **통증 및 다이어트**

　허리 통증이 심했지만, 염증이 빠져나가면서 1~2주간 간지러운 호전 반응이 나타났다. 그 후 허리가 개운해지면서 통증이 사라졌고, 어깨 결림도 크게 완화되었다. 활력 넘치는 하루를 보낼 수 있게 되어 삶의 질이 크게 향상되었다. 5~6시간만 자도 피로가 회복되고, 상쾌한 아침을 맞이하게 되었다. 몸과 마음의 에너지가 증가하여 하루하루가 더 생생해졌다. 피로와 무기력감에서 벗어나 활기찬 일상을 되찾은 것이다. 닥터에스오디 슈퍼슬림 다이어트를 3개월간 꾸준히 섭취하며 빵, 라면, 과자 등 탄수화물 위주의 간식 섭취를 끊을 수 있었다. 운동과 병행한 결과 탄탄한 복부 근육과 건강한 체형을 만들었고, 건강한 식습관을 길러 신체 밸런스가 맞춰졌다.

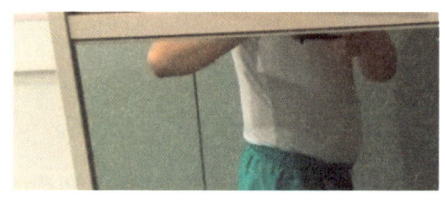

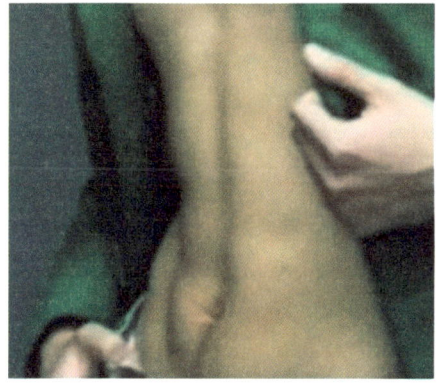

(3) 피부

 꾸준함이 만든 변화는 피부에서도 나타났다. 닥터에스오디 더블업플러스와 나와모 SOD 부스터, 미라클 SOD 샴푸의 체계적이고 꾸준한 사용은 몸과 마음 건강에 큰 변화를 가져왔다. 산화 스트레스와 염증 완화, 모발 건강 개선, 체력 회복에 탁월함을 실제 경험으로 증명한 것이다. 미라클 SOD 샴푸로 바디 샤워를 시작한 이후, 오랫동안 고생했던 아토피 피부염이 눈에 띄게 개선되었다. 피부의 염증과 가려움증이 사라지면서 매일 샤워가 치료의 일부분이 되어 몸과 마음이 한층 가벼워졌다.

 닥터에스오디 더블업플러스 섭취도 병행한 덕분에, 몸 여기저기에 있던 간지러운 피부 질환들도 함께 사라졌다. 무좀이 심해 걱정이 많았지만, 미라클 SOD 샴푸를 매일 사용하고 샤워 후 아이크림을 발라 꾸준히 관리한 결과 무좀과 가려움증이 완전히 사라졌다. 피부가 건강해지면서 일상생활에서 불편함이 크게 줄었고, 자존감도 상승했다. 이 제품이 가진 뛰어난 항산화 성분이 피부 재생과 염증 완화에 긍정적인 역할을 했음을 체감하게 되었다.

  미라클 SOD 샴푸는 SOD 효소를 고함량 함유하여 활성산소로 인한 세포 손상을 막고 두피와 몸 전체의 건강을 지켜준다. 염증 반응을 줄이고 피부 장벽을 회복시키면서 아토피와 무좀 같은 만성 피부 질환 개선에 효과적이다. 이와 함께 닥터에스오디 더블업플러스의 항산화 작용은 신체 전반의 세포 건강을 증진시키고 회복력을 높여주었다. 매일의 꾸준한 샴푸와 보습, 건강 보조제 섭취는 단순한 일상이지만 피부와 몸의 변화를 불러왔다. 피부가 건강해지자 스트레스가 줄고 자신감도 높아져 일상이 활기차졌다. 이는 건강관리가 곧 삶의 질 향상으로 이어진다는 중요한 교훈을 전한다. 꾸준함이 만든 건강의 선물이 사용 후기에서 알 수 있듯, 미라클 SOD 샴푸와 닥터에스오디 더블업플러스의 조합은 피부 질환 극복과 전신 건강 증진에 탁월한 효과를 보여준다. 항산화 작용과 염증 완화가 핵심 역할을 하며, 꾸준한 습관이 긍정적인 변화를 만든 것이다.

  매일 꾸준히 제시카셀럽 SOD 히알루로닉 마스크팩, SOD 안티-에이징 리본 앰플, 제시카셀럽 SOD 아이크림 포 페이스를 사용하는 동안, 피부가 눈에 띄게 좋아지는 변화를 경험했다. 피부결이 부드러워지고 탄력이 생기면서, 주변 사람들로부터 5년에서 10년은 젊어 보인다는 칭찬을 받았을 정도이다. 실제로 필자를 30대 초반으로 보는 사람이 있을 정도로 피부 나이가 현저히 젊어졌다.

 이 스킨케어 제품들은 강력한 SOD 항산화효소를 함유해 피부 속 활성산소를 제거하고, 피부 세포의 손상을 막아주어 강력한 항산화 효과를 만들었다. 그 결과 피부 재생이 촉진되고 염증이 줄어들어 깨끗하고 건강한 피부를 유지할 수 있었다. 특히 미세 주름과 탄력 저하가 눈에 띄게 개선되어 피부가 더욱 생기 넘치고 젊어 보이게 되었다. 매일 집에서 하는 수분 공급과 영양 공급의 루틴은 필자에게 특별한 의미가 되었다. 마스크팩으로 피부 깊숙이 영양을 전달하고, 앰플로 집중 케어를 한 뒤 아이크림으로 피부 장벽을 강화하는 과정이 피부를 본연의 건강한 상태로 되돌려주었다.

 이 작은 습관이 시간이 지나면서 큰 변화를 가져왔다. 피부 개선이 외모뿐 아니라 자신감까지 끌어올렸다. 30대 초반으로 평가받으며 환하게 빛나는 피부 덕분에 사람들과의 만남도 즐거워지고, 더 적극적인 삶의 자세를 갖게 되었다. 피부 건강이 전반적인 삶의 질에도 긍정적인 영향을 미치는 중요한 요소임을 깨닫게 된 것이다. 제시카셀럽 SOD 히알루로닉 마스크팩, SOD 안티-에이징 리본 앰플, 제시카셀럽 SOD 아이크림 포 페이스의 꾸준한 사용은 피부 노화를 늦추고 맑고 탄력 있는 피부로 가꾸는 강력한 방법임을 보여준다. 매일의 작은 노력이 5년, 10년 젊은 피부를 만드는 마법 같은 결과를 선사했고, 피부 건강과 젊음을 원하는 모든 이들에게 권할 수 있는 귀중한 경험담이 되었다.

(4) 암

필자의 가족은 젊었을 때 담배를 많이 피웠다. 건강이 악화되어 나이가 들면서 담배를 끊었지만, 75세 때 폐암 진단을 받았다. 가족은 항암 치료를 받았으나 6개월 만에 세상을 떠났다. 이 과정에서 필자는 《항암치료는 사기다》라는 책에 깊은 공감을 하게 되었다. 만약 10년 전에 지금과 같은 효과적인 항산화 및 면역 증강 제품이 있었다면 가족이 살 수 있지 않았을까 하는 안타까운 생각도 했다.

암 보험을 들었다고 해서 절대 안심할 수 없다. 우리 모두는 매일 잠재적인 암 환자이다. 하루에도 수천 개의 돌연변이 세포가 생기지만, 우리 몸의 면역 시스템이 이들을 제거해 건강을 유지하게 한다. 따라서 암 발생 가능성을 줄이려면 단순히 보험에 의존하기보다는 자신의 면역력을 정기적으로 점검하고 관리하는 일이 무엇보다 중요하다고 본다.

필자도 이러한 생각으로 NK세포 활성도 검사를 받았다. NK세포(자연 살해 세포)는 암세포나 바이러스 감염 세포를 직접 파괴하는 면역계의 핵심 세포이다. 이 세포의 활성도가 높으면 암세포를 효과적으로 사멸시키지만, 활성도가 낮으면 면역력이 떨어진 것으로 간주된다. NK세포 활성도 검사는 소량의 혈액을 채취해 NK세포가 분비하는 면역 물질인 인터페론 감마의 양을 측정한다. 검사 결과는 자신의 면역력 상태를 객관적으로 보여주어, 암이나 질병에 대한 저항력을 미리 파악하고 예방할 수 있도록 돕는다.

이러한 건강관리의 새로운 관점이 검사를 통해 체계적인 면역력 관리의 필요성을 깊이 깨닫게 해주었다. 암 발생 이후의 치료도 중요하지만, 보다 근본적인 예방과 면역 증진이 더욱 큰 의미를 가진다는 것을 알게 된 것이다. 정기적인 NK세포 활성도 검사를 통한 면역 모니터링은 암 예방과 건강한 생활 유지의 핵심이라고 말할 수 있다. 필자의 가족 경험과 NK세포 활성도 검사 경험은 우리 모두가 암에 취약할 수 있음을, 그리고 조기 예방과 면역력 증진이 얼마나 중요한지를 알려준다. 암 보험에만 기대지 말고, 자신의 면역 상태를 정확히 체크하며 적극적으로 건강을 관리하는 습관을 꼭 가지기를 권한다.

우리 모두가 잠재적 암 환자인 이유로 셀 수치 검사가 중요한 것은, 암은 초기 증상이 거의 없거나 없기 때문에 조기 발견이 매우 어렵기 때문이다. 셀 수치 검사는 몸 안에 암세포가 생기거나 암이 진행될 때 나타나는 변화, 특히 암세포가 분비하는 특정 물질(종양 표지자)이나 면역 세포 활성도를 측정해 암 발생 가능성을 미리 탐지하는 중요한 도구이다. 암세포는 고유의 물질을 분비해 혈액 속에 암 관련 단백질이나 항원이 증가하게 하는데, 이러한 종양 표지자인 CEA, CA 15-3 등의 수치를 정기적으로 검사하면 암의 조기 발견과 치료 반응을 평가할 수 있다. NK세포 활성도 검사는 자연 살해 세포의 기능을 측정하여 암세포를 공격하는 면역력이 얼마나 되는지를 평가한다. 이 수치가 낮으면 암 발생 위험이 높아짐을 의미하며, 암 치료 효과 및 암 예방 모니터링에도 활용된다. 또 ctDNA 검사 등 최신 분자진단 기법은 혈액 내 극소량 암 DNA를 검출해 조직 검사 없이도 빠르게 진단하고, 진단 이후 치료 경과를 모니터링하는 데 도움이 된다.

암은 조기 진단과 면역력 유지가 치료 성공률을 좌우하므로, 일반인도 정기적인 혈액 검사와 세포 활성도 체크를 통해 자신의 암 발생 위험을 조기에 파악하고 대응하는 것이 매우 중요하다. 이는 치료 후 재발 방지와 건강관리에 필수적인 요소라고 할 수 있다.

■ 박은정 저자 사례

2025년 초, 필자는 매달 8회에서 많게는 13회까지 병원을 찾아야만 일상을 유지할 수 있었다. 혈압, 혈당, 콜레스테롤, 위내시경, 뇌 MRI, 갑상선까지 모든 검사는 '정상'이었다. 그런데 몸은 정상이 아니었다.

아침부터 기운이 없었다. 허벅지가 돌처럼 무겁고, 팔에는 힘이 없었다. 핸드폰이 울려도 받으러 갈 기운이 없어 그저 누워 있었다. 잠깐 슈퍼에 다녀오면, 돌아와서 30분은 누워 있어야 했다. 2시간 이상 외출하면 그날은 병이 났다.

25년째 이어진 만성 소화불량과 편두통이 있었다. 특히 배란기와 생리 주기에 이 고통은 어김없이 찾아왔다. 목이 뻣뻣해지고, 배가 차고, 편두통은 머리를 깨부수는 듯했다. 진통제는 듣지 않았다. 결국 임산부 금기 약을 복용해야 그나마 버틸 수 있었다. 3일에서 길게는 일주일까지, 필자는 살아 있는 시체처럼 누워 있었다.

그럼에도 운동을 멈추지 않았다. 주 2회 번지핏, 주 1회 요가를 했다. '운동하면 좀 나아지겠지'라는 희망으로 몸을 움직였다. 하지만, 몸은 점점 더 굳어갔다.

　하루 두 포로 내 인생이 달라졌다. 닥터에스오디 더블업플러스와의 만남은 2025년 9월 1일이었다. 그날부터 매일 두 포씩 꾸준히 섭취하기 시작했다. 이전까지는 알약조차 소화하지 못하던 필자였지만, SOD 분말을 물에 타서 마시는 순간부터 몸이 다르게 반응했다. 첫날 아침, 눈이 또렷하게 떠졌다. 몸이 가벼웠고, 머리가 맑았다. 하루 종일 피곤하지 않았고, 저녁까지 기운이 남았다. 그 작은 변화가 필자에게 큰 희망이 되었다.

　생리통 없이 맞은 9월 28일부터 10월 1일까지, 매달 지옥 같던 생리 기간이 찾아왔다. 그런데 이번엔 달랐다. 늘 오던 편두통, 소화불량, 복통, 변비가 모두 사라졌다. 4일 연속 외출했고, 하루 5시간 이상 활동해도 거뜬했다. 남편이 말했다. "이번엔 머리 아프다 소리 안 하네?" 그 말에 눈물이 났다. 20년 넘게 아픔이 일상이었던 생리 기간이 이번엔 아무렇지 않게 지나갔다. 생리혈도 달라졌다. 울컥울컥 덩어리로 나오던 예전과 달리, 이번에는 부드럽고 일정하게 흘러나왔다. 통증도, 예민함도 없이 생리 중이라는 사실조차 잊고 보낸 나날이었다. 그때 필자는 알았다. '이게 정상적인 생리였구나.'

　SOD를 섭취한 지 한 달이 지나자 밤에 깨지 않고 숙면을 취할 수 있었다. 소변 텀이 길어지고 잔뇨감이 사라졌다. 아랫배의 묵직함도 사라지고, 대변은 규칙적이었다. 몸 전체의 순환이 좋아지며 피로가 쌓이지 않는 느낌이었다. 아침에 눈을 뜨는 순간부터 달랐다. 몸이 무겁지 않았다. "이대로만 살아도 좋겠다." 그 생각이 들 만큼, 매일이 감사했다.

아이의 변화도 4일 만의 기적이 일어났다. 늘 피곤해하던 아이가 있었다. 학교만 다녀오면 침대에 쓰러져 낮잠 없이는 버티지 못하던 그 아이가 닥터에스오디를 하루 한 포씩, 4일간 섭취했다. 그리고 놀라운 변화가 일어났다. "엄마, 나 피곤하지 않아!" 그날 이후 아이는 달라졌다. 쌩쌩한 목소리로 간식을 먹고, 학원을 다녀와도 얼굴이 환했다. 그 모습을 보며 확신이 생겼다. SOD는 단순한 영양제가 아니라 우리 가족의 체력을 되돌린 회복의 도구였다.

2025년 9월 1일부터 나와모랩 SOD 울트라부스터와 미라클 SOD 샴푸를 함께 사용했다. 필자는 4년 전부터 이마 라인이 뒤로 밀리고, 앞머리 사이로 두피가 보이기 시작했다. 5년 넘게 타사 탈모 제품을 사용했지만 효과는 없었다. 머리는 힘없이 이마에 달라붙었고, 볼륨은 사라졌다. 이번엔 달랐다. 매일 아침과 저녁, 부스터를 2~3시간 간격으로 두피에 도포하고 저녁에는 미라클 SOD 샴푸로 두피를 세정했다. 꾸준히 사용한 결과, 50일이 지난 지금 부스터 2통과 샴푸 1통을 사용 완료했다. 눈으로 확인되는 변화가 나타났다.

앞머리가 스스로 들리고, 드라이를 하지 않아도 뿌리 볼륨이 살아났다. 이마 앞쪽에는 새싹처럼 얇고 투명한 신생모가 자라기 시작했다. 넓었던 가르마가 점점 좁아지며 머리숱이 되살아났다. 두피가 간지럽던 시기도 있었지만 그것은 새로운 모발이 자라며 나타난 '회복 반응'이었다. 시간이 지나며 두피가 편안해졌고, 머리카락은 더욱 건강하게 자랐다. 거울을 볼 때마다 필자는 느꼈다. 이것은 단순한 탈모 케어가 아니었다. 몸 안팎의 항산화 균형이 회복된 결과였다. 혈액순환과 세포 재생이 활발해지자 모낭이 되살아나고, 머리카락이 스스로 살아났다.

꾸준함이 만든 건강의 선물이었다. 닥터에스오디 더블업플러스, 나와모랩 SOD 울트라부스터, 미라클 SOD 샴푸의 꾸준한 루틴은 필자의 몸과 마음, 자신감까지 되돌려주었다. 항산화효소 SOD의 힘은 혈류 개선, 염증 완화, 세포 회복, 그리고 두피 건강 회복까지 연결되었다. 지금의 필자는 병원 없이도, 약 없이도 스스로 회복할 수 있는 몸을 가졌다. 한 문장으로 요약하면 이렇게 말하고 싶다. "하루 두 포, 그리고 50일의 꾸준함이 내 몸을, 내 머리를, 내 삶을 되살렸다."

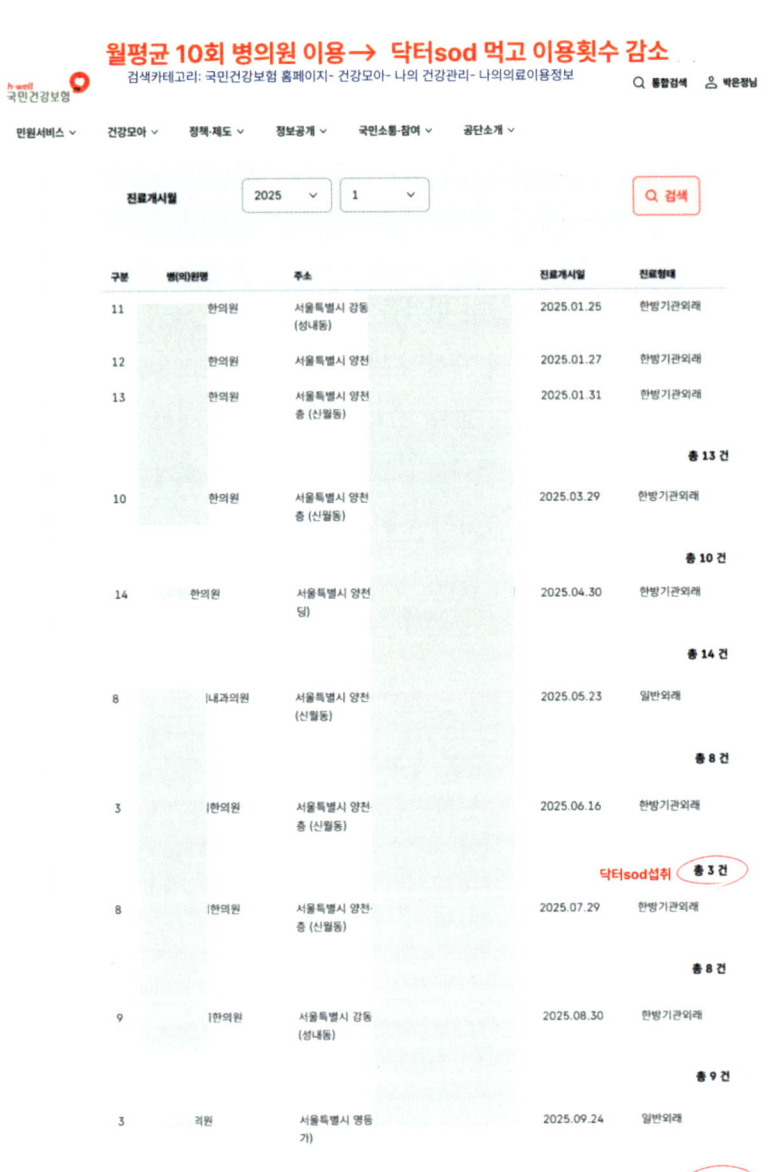

(박은정 저자 닥터에스오디 더블업플러스 섭취 후 병원 기록)

■ 김애진 저자 사례

2025년 7월 17일, 필자는 머리카락이 많이 빠지고 가늘어져 볼륨도 사라진 상태로 고민했다. 예전에는 머리카락이 굵고 풍성했지만, 점점 힘이 없어져 드라이 후 금방 죽는 상태였다. 그러던 중 지인의 권유로 SOD와 샴푸 부스트, 트리트먼트를 함께 사용하기 시작했다.

하루 3회 부스트, 아침저녁 2회 샴푸 사용, 그리고 SOD 한 포 복용을 꾸준히 실천했고, 10월 23일 현재 머리카락 빠짐이 크게 줄고 볼륨이 살아나는 것을 몸소 경험하며 큰 행복을 느꼈다. 퇴행성 관절염으로 인해 아침마다 손가락이 굳고 악수를 세게 하기도 힘든 상태였다. 누워서 팔을 위로 들고 흔들어야 겨우 통증이 완화될 정도였고, 무릎을 쪼그려 앉았다 일어나는 것도 큰 고통이었다.

그러나 8월부터 하루 2포, 9월부터는 하루 3포 닥터에스오디 더블업플러스를 섭취한 뒤 손가락 운동성과 무릎 통증이 크게 완화되었다. 3박 4일 여행에도 활기차게 뛰어다녔고, 설거지도 무리 없이 하게 되었으며 지하철 계단도 힘들지 않게 오를 수 있게 되었다.

생활의 질과 면역력 향상도 동반되었다. 수면의 질도 개선되어 밤에 자주 깨지 않고 숙면을 취하게 되었으며, 낮 동안 신체 에너지가 늘어나 피곤함이 줄어들었다. SOD는 비타민C보다 3,500배, 글루타치온보다 70~100배 높은 항산화 작용을 한다는 사실에 필자의 가족(남편, 어머니) 모두 꾸준히 섭취하며 면역력 향상과 건강 유지에 큰 도움을 받았다. 필자는 가족력으로 암 위험이 높은 상황에 놓여 있지만, 닥터 에스오디 더블업플러스가 활성산소를 1초에 10만 번 제거하는 강력한 항산화효소임을 믿고 매일 챙겨 먹으며 건강을 지키고 있었다. 필자는 자신과 가족처럼 건강을 사전에 잘 관리하는 것이 무엇보다 중요하다고 강조하며, SOD 제품을 강력히 추천한다.

■ 심영이 저자 사례

SOD와 함께한 암 극복의 여정

56세, 2025년 6월 말. 평소와 다름없이 지내던 어느 날, 화장실에서 이상한 분비물이 나왔다. 단순한 염증 정도로 가벼운 마음에 산부인과를 찾았다. 하지만 결과는 달랐다. 의사는 상황이 심각하다며 조직검사를 권유했고, 나는 그제야 사태의 심각성을 조금씩 가늠하게 되었다.
그리고 7월 2일, "자궁내막암입니다."
그날 내게 내려진 진단명은, 생각지 못했던 암 선고였다. 두려움과 좌절, 그리고 '죽음'이라는 본능적 공포가 마음을 휘감았다. 하지만 곧 마음을 다잡았다. '죽음이 아닌, 생명을 선택하자!' 그렇게 삶의 의지를 다시 붙들었다. 돌파구는 예상치 못한 곳에서 다가왔다.

지인으로부터 SOD를 소개받은 것이다. 처음엔 피로가 심해서 단 한 포만 먹었을 뿐인데, 언제 그랬냐는 듯 몸이 가벼워짐을 느꼈다. '이 제품, 대체 뭐지?' 벅찬 호기심과 희망이 동시에 밀려왔다. 필자는 당시 주변에서 표준항암치료 후에도 힘들어하는 이들을 너무 많이 보았다.

그래서 일반적인 치료 대신, SOD 섭취에 내 운명을 걸기로 결심했다. 조언대로 암에 대한 공부도 시작했다. 7월 12일부터 하루에 8포, 내 몸에 집중했다. 처음 한 달, 나는 너무나도 평온하고 건강했다. 내가 암 환자가 맞나 싶을 정도로 잘 먹고, 잘 자고 즐겁게 생활했다. 두 달째부터는 약간의 피로가 찾아왔지만, '면역세포가 암세포와 싸우는 중'이라는 해설을 듣고 더욱 확신이 생겼다. 수술도 미루고, 꾸준히 SOD를 섭취했다. 기적 같은 일은 두 달 후 찾아왔다.

갑작스러운 하혈과 함께 덩어리들이 배출되기 시작했다. 처음엔 무서웠지만, 상담을 통해 염증 혹은 암 덩어리의 배출일 수 있음을 확인했다. 그리고 또 한 번, 더 많은 하혈과 함께 큰 덩어리가 나왔다. 그렇게 세 번을 반복할 즈음, 나의 마음은 점점 담대해졌다.
'이건 내 몸이 스스로 정화되고 회복되는 과정이구나!'
수술 날짜가 다가와 병원에 올라갔지만, 추가 검사 없이 곧바로 개복 수술을 권유받자 과감히 수술을 거부했다. 그 결정이 얼마나 감사한 선택이었는지, 시간이 흐른 후에 깨달았다. 몸 안의 변화는 눈에 띄었다.

10월 12일을 넘기며 컨디션은 그 어느 때보다 좋아졌다. NK세포 활성도 검사를 받았고, 거의 정상에 가까운 수치(480)라는 결과를 듣게 됐다. 많은 암환자가 100 이하의 수치를 보이는 것에 비하면, 이는 정말 기적 같은 변화였다. 나는 확신했다. 내 몸은 정상에 가까워지고, 치유에 이르고 있다는 것을. 생활습관의 변화와 신앙건강의 회복과 더불어 식습관에도 변화를 주었다.

회장님의 권유로 녹즙을 마시고, 장국·상황버섯 물을 챙겼다. 흰쌀밥, 밀가루, 설탕을 끊고, 현미잡곡밥과 각종 채소로 식단을 바꿨다. 이 모든 과정 속에서 신앙과 명상, 긍정적인 마음가짐도 큰 힘이 되어 주었다. 나의 경험이 주는 용기로 지금도 나는 건강하게, 행복하게 살아가며 이 경험이 암 환우들에게 희망이 되길 바란다.

SOD는 내게 있어 기적의 제품이었고, 신앙과 함께할 때 더 큰 시너지를 누릴 수 있었다. '포기하지 말 것, 스스로의 몸과 작은 변화에 귀 기울일 것, 그리고 자신만의 길을 찾을 것.' 내 삶에 찾아온 기적은 이렇게 시작되었다. SOD(슈퍼옥사이드 디스뮤타제) 등 항산화효소는 활성산소를 제거하고, 기업 임상·연구에서도 암세포 성장 억제, 면역세포(NK세포) 활성 등 긍정적 효과가 보고되고 있다. 암 치료에 있어 표준치료의 대체제가 되지는 않지만, 환자의 삶의 질과 면역력 강화에 기여할 수 있음을. 필자는 기적을 만났다.

※ 본 책에 소개된 내용 외에도, 실제로 자발적으로 작성된 수많은 소비자의 진솔한 후기들이 온라인 쇼핑몰에 다수 존재한다. 더욱 자세한 후기를 원하시는 경우, 저자와의 미팅 시 해당 쇼핑몰 후기 링크를 직접 전달받아 실제 소비자들의 생생한 경험을 직접 확인할 수 있다. 이러한 후기는 개개인의 주관적 경험임을 다시 한번 말씀드리며, 모든 효과가 보장되지 않음을 양해 부탁드린다.

※ 본 글은 개인 경험을 바탕으로 한 후기이며, 의학적 조언이 아니다. 치료 관련 결정은 반드시 전문의와 상담하시기 바란다. 본 후기는 개인 소비자의 실제 체험을 바탕으로 작성되었으며, 모든 분들께 동일한 효과나 결과를 보장하지 않는다. 각 후기는 자발적으로 작성된 것이며, 특정 금전적 대가나 협찬 없이 솔직한 의견임을 밝힌다. 제품 사용에 따른 효과는 사람마다 차이가 있을 수 있으며, 본 글은 의료적 조언이 아니다. 건강 관련 결정은 반드시 전문 의료진과 상담하신 후 진행하시기 바란다.

리쏘드 본사 공식 유튜브 채널

www.youtube.com/@ReSOD리쏘드

리쏘드의 기적을 만난 사람들 공식 채널

www.youtube.com/@resod4ever

위 채널에서 영상으로 많은 소비자의 사례를 들어볼 수 있다. 리쏘드의 기적을 만난 사람들은 제품을 통해 삶에 긍정적인 변화를 경험한 분들의 이야기를 담은 채널이다. 여러 가지 고민으로 힘들었던 분들이 제품을 만나 어떤 변화를 이루었는지, 솔직하고 생생한 후기와 실제 사례를 통해 확인할 수 있다. 기적 같은 변화를 경험한 사람들의 이야기 속에서, 여러분도 새로운 희망과 관리 팁을 얻을 수 있다.

SOD
uper   xide   ismutase

SOD와 두피과학의 만남
– (주)나와모랩의 케어 솔루션

9

1) 나와모랩 대리점 확장 현황 및 특징

나와모랩(NAWAMOLAB)은 에스오디랩(SODLAB)이 추진하는 탈모·두피케어 전문 대리점이다. 이 브랜드는 항산화효소 SOD(슈퍼옥사이드 디스뮤타제)를 핵심 원료로 한 탈모·두피 관리 제품의 임상적 효능을 기반으로, 오프라인 체험 공간을 전국적으로 확장하며 대리점 사업을 본격적으로 전개하고 있다.

(1) 대리점 진출 현황

2024년 6월 법인 설립 이후, 나와모랩은 두피·탈모 케어 전문 오프라인 매장 대리점 사업을 본격화하였으며, 현재 매장 오픈을 준비 중인 가맹점 사업자가 50여 명에 달하는 등 전국적으로 빠른 성장세를 보이고 있다.

(2) 사업 모델

나와모랩 매장은 고객이 직접 찾아와 탈모와 두피 건강에 맞춤 관리를 받을 수 있는 체험형 전문 숍을 표방한다. 임상검증이 완료된 나와모 탈모 예방 샴푸, 부스터, 트리트먼트 등 기술력 있는 제품군으로 차별화된 서비스를 제공한다.

(3) 기술 및 신뢰성

SOD 고함량 원료의 직접 생산, KTR 등 국가연구기관 공식 임상시험(탈모 개선율 83.3% 기록), 독일 더마테스트 최고등급 획득, 관련 특허 출원 등으로 제품과 서비스 신뢰도가 매우 높다.

(4) 브랜드 운영 구조

온라인몰 사업(리쏘드, 자체 쇼핑몰)에서 성공을 거둔 후, 2024년 오프라인·프랜차이즈 영역에서 소비자가 직접 체험하고 구매할 수 있도록 사업 영역을 확장하였다. 대리점 법인 '㈜나와모랩'은 오프라인 직영 및 가맹점, 기술 교육 지원 시스템, 임상 결과 기반의 상품력, 마케팅 지원을 갖추고 있다.

(5) 전략적 확장과 목표

에스오디랩과 나와모랩은 2025년 자회사 포함 매출 300억 원 달성, 전국 주요 도시 체험매장 100호점 이상 오픈예정, 코스닥 상장 등 공격적인 사업 확장 목표를 발표하며 프랜차이즈 네트워크와 브랜드 인지도를 빠르게 넓히고 있다.

전망은 SOD가 세계적으로 주목받는 천연 항산화제이며, 탈모·두피 관리 시장에서 차세대 경쟁력이 매우 높은 원료 기반이라는 점에서, 지속적인 가맹점 확장과 사업 성장세가 기대된다. 오프라인 매장 성공 여부, 소비자 재방문률, 임상 데이터 기반 마케팅, 코스닥 상장 추진 등도 향후 사업 확장의 중요한 포인트가 된다.

나와모랩은 SOD 원천기술과 임상검증 기반 탈모·두피케어 대리점으로, 2024년 기준 100호점 규모 사업자 모집 등 공격적인 확장 전략을 바탕으로 전국적으로 체험 매장을 확대하고 있다. 제품 신뢰성과 기술력, 시장 트렌드에 힘입어 대리점 시장에서 빠르게 성장 중이다.

고함량 SOD 앰플 나와모 두피 관리 매뉴얼 시스템

고함량 SOD 앰플 나와모 두피 관리란?

- 두피 **통합관리 시스템** 입니다.
- 나와모 고함량 SOD 앰플 두피 관리는 **확실한 결과**입니다.
- 나와모 고함량 SOD 앰플은 두피 관리에 **정석 정답**입니다.

고함량 SOD 앰플 나와모 두피 관리는

과도한 스트레스, 호르몬 변화, 두피 열, 불규칙한 생활 습관과 유해 활성산소 등 환경적 호르몬에 의해 발생한 **두피의 문제를 정확하게 파악**하여 모든 두피 유형별 맞춤 케어를 할 수 있도록 SOD 독보적 원천 기술로 먹는·바르는 제품으로 전문가 관리와 홈 케어 관리를 원스톱으로 구성하여 두피 밸런스를 도와 **탈모 예방 및 두피 상태 개선과 발모**를 촉진하여 고객이 나와모 SOD 두피 관리에 대한 신뢰, 만족을 극대화한 통합 관리 시스템입니다.

나와모 고함량 SOD 앰플을 이용하여 모발영양 및 두피보호관리

미용 시술시 펌과 염색으로 손상될 수 있는 모발 및 두피 예방 보호 관리를 위해 앰플 2~3방울 정도 섞어서 시술 받을 수 있도록 권장한다.

시술 예시 : 고함량 SOD 염색 · 고함량 SOD 셋팅 펌 · 고함량 SOD 열펌 · 고함량 SOD 크리닉

나와모 고함량 SOD 앰플을 이용한 홈케어 및 고객관리

- 고객 맞춤 홈케어 루틴 제안
- 나와모 홈케어 세트 제품 적극 추천
  (닥터 SOD + 나와모 SOD 미라클 샴푸 + 나와모 SOD 퍼펙트 트리트먼트 + 나와모 SOD 울트라 부스터) ※ 제품 개별 구입 가능

고함량 SOD 앰플 나와모 두피 관리 횟수

주기	주 1~2회
5주 집중 관리 (10회)	주 2회

나와모 SOD 제품특징

- 국내 및 세계최초 1등급 항산화제 SOD 두피 제품 출시
- 탈모 샴푸 최초 고함량 SOD
- 울트라 부스터 - 독일 더마 테스트 EXCELLENT 5 STAR 최고등급 판정 ▶ KTR 임상실험결과 탈모개선율 83.3% 기록
- 화해 2022년 베스트 신제품 1위 선정
- SOD 퍼펙트 트리트먼트에 아르간오일 10,000ppm 함량
- SOD 퍼펙트 트리트먼트에 최고급 명품 플로랄향 함유
- 약산성 트리트먼트
- L-멘톨 : 가려움증 완화, 차가운성분이 두피의 온도를 낮춰 두피 열로 인한 탈모예방
- 덱스판테놀 : 비타민B5, 모발주요구성 성분 콜라겐 합성에 관하여 피지분비 감소, 모발이 잘 자랄 수 있는 두피 환경을 조성
- 살리실릭애씨드 : 각질을 제거하고 비듬으로 인한 탈모를 예방에 도움
- 바이오틴 : 비타민B7, 아미노산 대사에 관여하여 모발 생성 및 피부 장벽 복구에 도움

나와모 SOD 홈케어 제품 소개

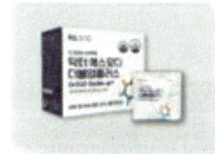

닥터에스오디 더블업플러스
비타민C · 비타민E · 비타민B6 외 10종 필수 아미노산 등 엄선된 부원료로 항산화 효소 SOD 특허를 받은 건강기능식품

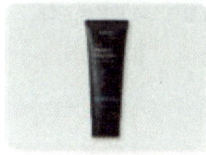

SOD 퍼펙트 트리트먼트
풍부한 비타민 성분으로 머릿결 개선과 극손상모를 위한 집중 영양 케어!
건강한 두피 환경을 위한 pH 4.5의 약산성 트리트먼트
250ml · SOD 50,000 unit 함유

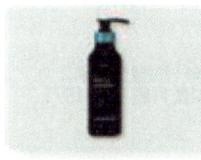

SOD 미라클 샴푸
탈모완화 · 두피케어 · SOD 특허는 물론, 두피의 본질적인 고민 해결과 깨끗함을 한 번에 잡은 항산화 효소 함유 두피 케어 샴푸
450ml · SOD 100,000 unit 함유

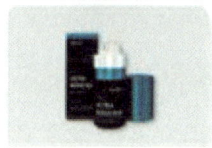

SOD 울트라 부스터
국가공인 인증 임상시험 기관 KTR에서 인증받은 83.33% 탈모 증상 완화 기능 겸비 항산화 효소 SOD 함유 두피 영양 공급에 최적화된 헤어토닉
100ml · SOD 100,000 unit 함유

고함량 SOD 앰플 나와모 스페셜 두피·탈모 케어

리즈 시절로 돌아가자! 한 가닥 지키고, 한 가닥 나면, 두 가닥!
스트레스와 과로 면역력 저하 및 유해 환경 호르몬 등으로 급증하는 탈모 증상은 삶의 자신이 상실로 이어집니다. 두피의 열감 개선과 모발 영양공급, 탄력성 강화 및 비듬 가려움증, 염증성, 건성, 원형 탈모, 유전적 탈모, 여성 탈모, 남성 탈모, 청소년 탈모 등 두피 질환 개선은 물론 83.3%의 모발 생성과 모발의 두께 모발의 수를 늘릴 수 있는 관리로 세계 최초 항산화 효소인 고함량의 SOD 성분을 주원료로 하여 두피와 모근의 활성산소를 사멸. 생성을 늦추고 세포 노화 및 세포 산화를 억제시켜 두피 세포가 젊어지는 기적을 통해 고객이 젊고 건강한 모발을 찾아 삶의 질을 향상할 수 있는 최고의 관리입니다.

두피 상태에 따라 앰플+멘톨, 앰플 구분하여 사용 18단계 / (고객상담제외)50분

1 고객상담 및 두피 진단

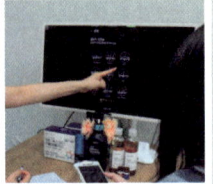

AI 두피 진단기로 과학적인 접근을 통해 두피 상태를 실시간으로 정밀 분석하고, 개인의 모발과 두피 컨디션에 꼭 맞는 맞춤형 관리 솔루션을 제공한다

2 닥터 SOD 섭취

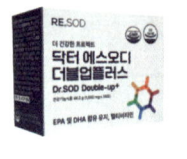

1만 ppm의 SOD가 함유되어 있는 정제 타입의 건강기능식품, 관리받는 동안 몸속 활성산소를 없애주며 비오틴, 맥주효모 성분이 들어있어 발모에도 도움, 전체적인 몸의 릴랙스에 도움을 준다

3 브러시 스파

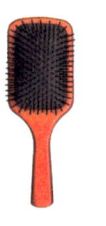

혈액 순환 및 모발의 먼지를 털어주고 모발을 가볍게 브러시를 이용, 두드려준다

4 오존 미스트	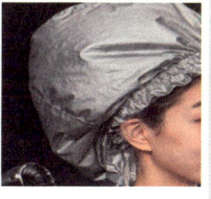	오존 스팀을 적용하여 모공을 열어주고 산화된 각질을 자극없이 제거시킨다
5 스캘프 스크러버를 이용하여 초음파 파동과 살균 및 세정 작용	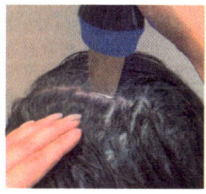	샴푸만으로는 두피 각질 제거에 한계가 있다 각질이 두피에 쌓이면 혈액순환을 방해하고 모발에 영양 공급이 원활하지 않아 탈모나 두피 트러블로 이어질 수 있다 두피 스케일링은 쌓인 각질과 노폐물을 효과적으로 제거해 두피를 청결하게 유지하고, 모발 성장 촉진과 두피 건강 개선에 도움을 준다
6 나와모 SOD 미라클 샴푸 도포	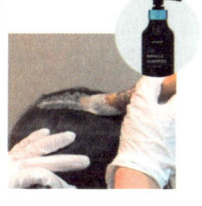	적당량의 샴푸를 두피에 충분히 도포해 샴푸한다 '탈모샴푸 세계 최초로 1등급 고함량 SOD가 들어있어 두피에 있는 안 좋은 활성산소를 제거해주고 SOD 함량 100,000unit 포함되어 탈모두피 문제를 개선해주는 제품이다'
7 나와모 퍼펙트 트리트먼트 도포 제거 및 드라이	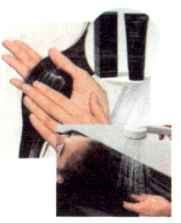	두발을 4등분하여, 손상이 심한 끝부터 모발 전체에 충분히 도포하고 3~5분 후 트리트먼트를 깨끗하게 제거한 후 10% 수분을 남기고 드라이한다 '나와모 SOD 퍼펙트 트리트먼트는, 약산성 트리트먼트로 두피 PH 밸런스를 맞추어 두피에 자극이 없이 관리가 가능하다. 향 또한 최고급 명품 플로랄향이 함유되어, 시술 후에도 향이 오래 유지되어 고객 만족도가 높은 제품이다'

8 릴랙스 마사지 진행

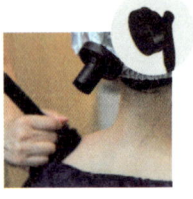

어깨/목 부위에 마사지기 이용 또는 핸들링을 통해 마사지하여 두피전체에 혈액순환과 고객의 긴장감을 이완시킨다

9 미세전류기 두피 도포 MTS 디바이스 시술
✦ 1주씩 교차진행 ✦

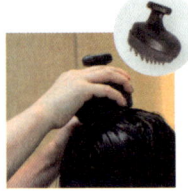

미세전류기는 두피 주변 근육을 자극해 앰플 흡수 효과를 높여준다
기기에서 발생하는 미세전류는 인체의 생체전류와 유사하여 세포 재생과 활성화에 도움을 주며, 모낭 세포의 증식을 촉진하고 모발 성장 속도를 높이는데 효과적이라는 연구 결과도 입증되었다.

디바이스 온 모드를 사용하여 MTS 디바이스 시술을 한다
'MTS는 'Micro Needle Therapy System'의 약자로, 피부에 미세한 상처를 내어 SOD 앰플의 유효 성분이 쉽게 흡수되도록 하며, 피부의 자연 치유력을 통해 두피의 재생을 촉진한다'

10 고함량 SOD 앰플 울트라 부스터 도포

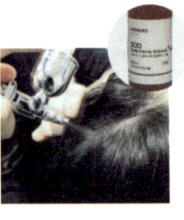

미스트 분무기로 두피에 자극 없이 고함량 SOD 앰플 울트라 부스터를 에어브러시에 넣어 두피 깊이 침투 시킨다
'고함량 SOD 앰플 울트라 부스터는 활성산소를 사멸시키고, 세포가 젊어지는 기적으로 두피탈모와 두피 문제 해결을 도와준다'

11 이온토포레시스 (흡수 + 이온)

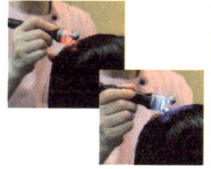

생체전류 마사지를 통해
울트라 부스터를 두피 깊이 흡수시키고,
순환 마사지로 두피결에 따라 꼼꼼하게
좌우 앞뒤로 비벼주듯 마사지한다

'흡수·이온 기능을 통해
고함량 SOD 앰플 울트라 부스터를
두피에 깊이 흡수를 도와
모발 생성과 모발 수명을 극대화하는 데
도움을 준다'

12 미세전류기 두피 도포
MTS 디바이스 시술
※ 1주씩 교차진행 ※

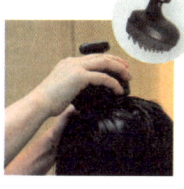

미세전류기는 두피 주변 근육을 자극해
앰플 흡수 효과를 높여준다
기기에서 발생하는 미세전류는 인체의 생체전류와
유사하여 세포 재생과 활성화에 도움을 주며,
모낭 세포의 증식을 촉진하고
모발 성장 속도를 높이는데
효과적이라는 연구 결과도 입증되었다.

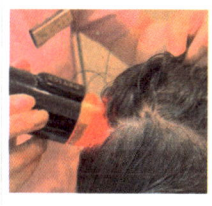

디바이스 온 모드를 사용하여
MTS 디바이스 시술을 한다

'MTS는 'Micro Needle Therapy System'의
약자로, 피부에 미세한 상처를 내어
SOD 앰플의 유효 성분이 쉽게
흡수되도록 하며,
피부의 자연 치유력을 통해
두피의 재생을 촉진한다'

13 고함량 SOD 앰플 울트라 부스터 도포

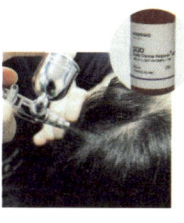

미스트 분무기로 두피에 자극 없이
고함량 SOD 앰플 울트라 부스터를
에어브러시에 넣어 두피 깊이 침투 시킨다

'고함량 SOD 앰플 울트라 부스터는
활성산소를 사멸시키고,
세포가 젊어지는 기적으로 두피탈모와
두피 문제 해결을 도와준다'

14 이온토포레시스 (흡수 + 이온)	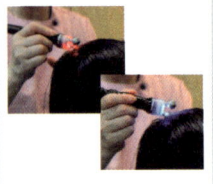	생체전류 마사지를 통해 울트라 부스터를 두피 깊이 흡수시키고, 순환 마사지로 두피결에 따라 꼼꼼하게 좌우 앞뒤로 비벼주듯 마사지한다 '흡수·이온 기능을 통해 고함량 SOD 앰플 울트라 부스터를 두피에 깊이 흡수를 도와 모발 생성과 모발 수명을 극대화하는 데 도움을 준다'
15 미세전류기 두피 도포 **MTS** **디바이스 시술** ❋ 1주씩 교차진행 ❋	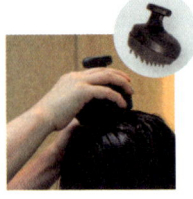 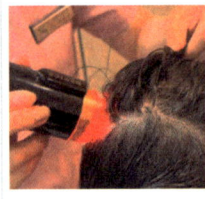	미세전류기는 두피 주변 근육을 자극해 앰플 흡수 효과를 높여준다 기기에서 발생하는 미세전류는 인체의 생체전류와 유사하여 세포 재생과 활성화에 도움을 주며, 모낭 세포의 증식을 촉진하고 모발 성장 속도를 높이는데 효과적이라는 연구 결과도 입증되었다. 디바이스 온 모드를 사용하여 MTS 디바이스 시술을 한다 'MTS는 'Micro Needle Therapy System'의 약자로, 피부에 미세한 상처를 내어 SOD 앰플의 유효 성분이 쉽게 흡수되도록 하며, 피부의 자연 치유력을 통해 두피의 재생을 촉진한다'
16 고함량 SOD 앰플 울트라 부스터 도포	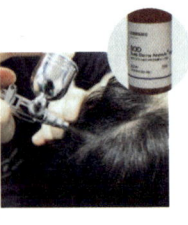	미스트 분무기로 두피에 자극 없이 고함량 SOD 앰플 울트라 부스터를 에어브러시에 넣어 두피 깊이 침투 시킨다 '고함량 SOD 앰플 울트라 부스터는 활성산소를 사멸시키고, 세포가 젊어지는 기적으로 두피탈모와 두피 문제 해결을 도와준다'

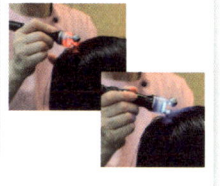

17 이온토포레시스 (흡수 + 이온)

생체전류 마사지를 통해 울트라 부스터를 두피 깊이 흡수시키고, 순환 마사지로 두피결에 따라 꼼꼼하게 좌우 앞뒤로 비벼주듯 마사지한다

'흡수·이온 기능을 통해 고함량 SOD 앰플 울트라 부스터를 두피에 깊이 흡수를 도와 모발 생성과 모발 수명을 극대화하는 데 도움을 준다'

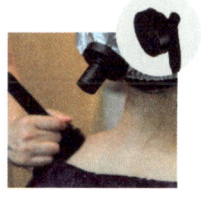

18 릴랙스 마사지 진행

어깨/목 부위에 마사지기 이용 또는 핸들링을 통해 마사지하여 두피전체에 혈액순환과 고객의 긴장감을 이완시킨다

나와모랩 두피 진단 및 닥터에스오디 더블업플러스 등으로 진행하는 두피 케어 과정이 머리카락이 나는 데 도움을 주는 이유는 다음과 같다.

닥터에스오디 더블업플러스에 포함된 사철쑥 추출물 기반 SOD 성분은 두피에 항산화 및 진정 효과를 주어 산화 스트레스와 염증을 줄이고 모근 환경을 개선한다. 체내에서 모발 성장에 필요한 영양도 공급해 건강한 모발 성장을 지원한다.

오존 미스트 스켈프 스크러버는 초음파 진동과 오존의 강력한 살균, 세정 작용으로 두피의 노폐물과 유해 세균을 제거, 깨끗한 두피 환경을 만들어 모낭이 건강해지며 모발 성장이 원활해진다.

나와모 SOD 미라클 샴푸는 순한 세정력과 항산화 성분으로 두피를 쿨링 및 진정시키고 탈모 예방과 모발 강화에 기여한다.

MTS 디바이스는 미세 바늘로 두피에 미세 통로를 만들어 유효 성분의 흡수를 증가시키고, 콜라겐 및 케라틴 생성을 촉진하며 혈액 순환을 개선해 모발 성장을 촉진한다.

고함량 SOD앰플 울트라 부스터 도포 후 이온토포레시스(미세 전류 이용)가 두피 깊숙이 영양 성분을 전달해 모근을 강화하며 흡수력을 높여 효과를 극대화한다.

목 주변 릴렉스 마사지는 혈액순환 촉진과 근육 이완으로 두피 혈류 개선에 도움을 준다.

이 모든 단계가 결합해 두피 환경을 최적화하고 탈모 억제 및 모발 재성장을 촉진하여 머리카락이 나는 효과를 내는 것이다.

2) 탈모 시장 분석

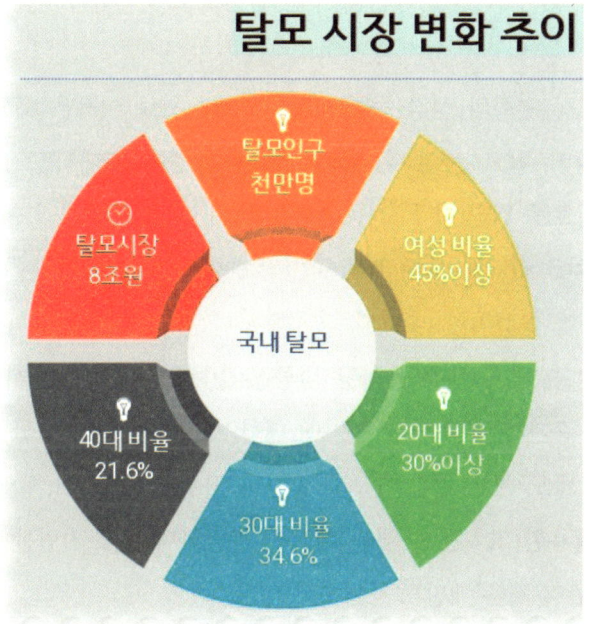

 한국의 탈모 시장은 최근 몇 년 사이 급격한 변화와 성장을 겪으며 1,000만 명에 달하는 탈모 인구와 8조 원 규모의 시장을 형성하고 있다.

 특히 젊은 세대와 여성 탈모 환자가 크게 늘면서 탈모에 대한 사회적 관심과 수요가 급증하고 있다. 탈모 인구 구성과 연령별 분포현재 국내 탈모 인구는 약 1,000만 명으로 추정되며, 탈모 환자 중에서는 여성 비율이 약 45%에 이른다.

탈모는 더 이상 중장년층 남성만의 문제가 아니며, 20대가 30%, 30대가 34.6%, 40대가 21.6%를 차지하는 현실에서 젊은 층의 탈모 환자가 두드러지게 증가하고 있다. 20~30대 탈모 환자가 전체의 약 40% 이상을 차지하며, 외모에 대한 관심과 스트레스, 그리고 생활 습관 변화가 젊은 층 탈모 증가의 주된 원인으로 분석된다.

탈모 시장 변화와 성장 동향탈모 관리 및 치료 시장은 8조 원 규모로 평가되며, 탈모 관련 제품과 서비스는 꾸준히 확대되고 있다. 탈모 예방과 치료를 위한 샴푸, 기능성 헤어케어 제품, 의료기기, 식품, 그리고 탈모 치료제 시장 모두 빠르게 성장 중이다.

특히 탈모 케어 샴푸의 시장 비중은 2015년 31.2%에서 2020년 42.7%로 증가하는 등 탈모 케어에 대한 소비자의 관심이 급증하고 있다. 또한, 탈모 치료 관련 연구도 활발히 진행되면서 신소재 및 바이오 소재를 활용한 고기능성 제품 개발이 활발하며, 중소기업을 중심으로 한 탈모 관리 제품 개발도 증가하고 있다.

병원 방문 전 자가 치료를 시도하는 잠재 탈모인의 증가로 헤어용품 시장 수요가 확대되고 있다. 사회적 시사점과 시장 전망탈모의 증가와 더불어 여성과 젊은 층의 비중이 높아지면서 탈모는 사회적으로도 중요한 건강 문제로 부상하고 있다.

탈모로 인한 자존감 저하, 대인기피증 등 정신건강 문제와 연결되는 경우가 많아, 탈모 예방과 치료에 대한 종합적인 솔루션과 사회적 지원이 필요하다.

시장 측면에서는 2020년 약 8조 원 규모였던 탈모 치료제 시장이 연평균 8% 이상 성장해 2028년에는 16조 원 이상으로 확대될 전망이며, 국내 탈모 시장도 지속해서 커질 것으로 기대된다.

이처럼 탈모 인구 천만 시대를 맞아 제품 다변화, 연구개발 증대, 그리고 소비자 맞춤형 서비스가 탈모 시장의 핵심 키워드로 자리 잡고 있으며, 이는 국내 건강 및 뷰티 산업 발전에도 큰 영향을 미치고 있다.

3) 탈모의 원인

탈모의 원인

- 유전적 요인 해결(일부가능)
- 환경적 요인 해결(가능)

국내 유일 탈모개선 효소 SOD - superoxide dismutase

탈모는 유전적 요인과 환경적 요인이 복합적으로 작용하는 질환으로, 국내 탈모 인구가 천만 명에 이르는 가운데 큰 사회적 관심사로 부각되고 있다.

유전적 요인은 탈모의 근본적 원인으로, 특히 가족력이 강한 경우 탈모가 조기 시작되고 진행 속도도 빠르다. 아버지, 어머니 양쪽 부모로부터 유전자가 물려질 수 있으며, 남성호르몬 DHT와 연계된 유전자 변이가 탈모를 일으키는 주요 메커니즘이다.

그러나 유전적 소인만으로 탈모가 무조건 발현되는 것은 아니며, 이는 탈모 체질에 해당할 뿐이다. 환경적 요인은 탈모를 가속화하는 주요 요인으로 작용하며, 충분히 개선이 가능합니다. 스트레스, 불규칙한 생활습관, 영양 불균형, 흡연과 음주, 자외선, 대기오염, 두피염증, 화학성 샴푸 및 약제 사용 등은 활성산소 증가와 염증 반응을 유발해 모낭을 손상시키고 탈모를 심화시킨다.

따라서 환경적 요인은 개인의 노력과 관리로 조절할 수 있는 부분이며, 건강한 생활습관과 두피 관리가 매우 중요하다.

국내에서는 탈모 개선을 위한 독보적인 효소로 SOD(Superoxide Dismutase)를 주목하고 있다. SOD는 활성산소를 제거하는 강력한 항산화효소로서, 두피 세포의 노화를 막고 염증을 완화해 모근 건강을 지키며 탈모 증상 완화에 도움을 준다.

특히, 국내 기업 에스오디랩은 미생물 발효를 통한 고함량 SOD 추출 기술을 보유하고 있으며, 임상시험을 통해 24주 사용 시 신모 생성과 탈모 증상 완화 효과가 뛰어남을 입증했다. 기존 탈모 치료제 대비 임상 성공률이 매우 높아 탈모 치료의 새로운 패러다임으로 평가받고 있다.

이처럼 탈모는 유전적 요인 중 일부만 해결 가능하고, 환경적 요인에 대해서는 충분히 관리와 개선이 가능하며, 국내 유일의 탈모 개선 효소인 SOD를 통한 치료 기술이 미래 탈모 시장과 치료에 큰 기대를 모으고 있다.

탈모 유전자

WNT유전자

1. WNT유전자
- 세포 성장과 분화 - WNT유전자는 세포 내 신호 전달을 통해 세포 성장과 분화를 조절한다.
- 🔴 모낭과 피부 발달 - WNT유전자는 모낭의 발달과 모발 성장에 필수적인 역할을 한다. 모발 성장 주기에서 WNT 신호의 활성화는 모낭이 성장기(아나젠)에 진입하도록 촉진하며, 모발의 생성을 자극한다. Wnt 신호의결핍은 모낭 형성의 억제 및 탈모를 유발한다.
- 세포 이동과 조직 재생 - 조직 재생 및 상처 치유과정에서 세포의 이동과 재생을 촉진한다.

2. WNT유전자가 탈모의 상관관계
- 모발 성장 주기 조절 - 모낭이 성장기(아나젠)에 들어가도록 유도하고 이 상태를 유지하는데 중요한 역할을 한다. WNT신호가 활성화되면 모발이 성장하고 굵어지며 건강한 상태를 유지한다. WNT신호가 충분하지 않으면 모낭이 퇴행기(카타겐)나, 휴지기(텔로겐)로 빠르게 전환되며, 이는 모발이 성장을 멈추고 빠지게 된다.
- WNT신호 경로는 모낭 줄기세포의 활성화를 조절하며 새로운 모낭과 모발 성장을 촉진한다. 줄기세포가 제대로 활성화되지 않으면 모발 재생이 원활하지 않게 되고 탈모가 발생된다.
- 손상된 모낭이 WNT신호를 통해 재생을 한다. 이 신호 경로가 약화되면 모낭 복구가 어려워 장기적으로 탈모로 진행된다.

3. DHT와의 상호작용
- 안드로겐성 탈모(DHT)는 모낭을 축소시키고 탈모를 유발하는 주요 요인이다 WNT신호 경로가 활성화되면 DHT의 영향을 줄이고 모낭을 보호 하는데 도움을 준다.

탈모와 관련된 유전자는 매우 다양하지만, 그중에서도 WNT 유전자와 DHT(디하이드로테스토스테론)와의 상호작용은 탈모 발생과 진행에 중요한 역할을 한다.

먼저, WNT 유전자는 세포 내 신호전달 경로인 WNT 신호전달계(WNT signaling pathway)를 조절하는 유전자군으로, 모발 성장과 모낭 줄기세포 활성화에 핵심적인 역할을 한다.

WNT 신호전달이 활성화되면 모낭 줄기세포가 분화 및 증식하여 새로운 모발이 자라도록 돕는다. 반대로 이 경로가 저해되면 모낭 형성이 억제되고 탈모가 진행된다.

탈모 환자에서는 WNT 신호를 억제하는 인자인 DKK-1(Dickkopf-1)이 증가하여 WNT 경로가 차단되고, 모발 성장 억제 및 모낭 세포 자멸이 촉진된다.

DHT는 남성호르몬 테스토스테론이 두피 내 5알파 환원효소에 의해 변환된 물질로, 탈모 발현에 결정적인 영향을 미친다. DHT는 모낭의 안드로겐 수용체와 결합해 탈모 유발 유전자들을 활성화시키며, 특히 DKK-1과 같은 WNT 신호 억제자를 증가시켜 WNT 신호를 차단한다.

이로 인해 모낭 줄기세포의 성장과 분화가 억제되고, 모발 성장 주기가 단축되어 탈모가 촉진된다. 즉, 탈모의 유전적 및 생리학적 기전에서 WNT 유전자는 모발 재생의 핵심 신호전달체계를 구성하며, DHT는 이 신호전달을 억제함으로써 탈모를 유발하는 주요 인자로 작용한다.

탈모 치료 연구에서는 DHT의 작용을 차단함과 동시에 WNT 신호를 활성화하는 전략이 탈모 개선에 효과적임이 밝혀지고 있다. WNT 유전자는 모발 성장 촉진의 긍정적 신호를 담당하고, DHT는 그 신호를 억제하는 탈모 촉진 인자로서, 두 가지의 상호작용이 탈모의 발병 및 진행에 결정적인 영향을 미치는 분자적 핵심 기전이다. 이를 기반으로 한 신약 개발과 치료법 연구가 활발히 진행 중이며, 탈모 치료의 새로운 패러다임을 제시하고 있다.

탈모 유전자

EDA2R(Ectodysplasin A2 Receptor) 유전자

1. 모낭 발달과 유지
   - EDA2R은 모낭 형성과 발달 과정에 필요한 유전자 이다. 이 유전자의 기능이 저하되거나 변이되면 모낭 발달이 비정상적으로 진행되어 탈모로 이어 질 수 있다.

2. 신호 전달
   - EDA2R은 신호 전달 경로에서 단백질들과 상호작용하여 피부와 모발의 건강을 유지한다.

3. 유전적 요인
   - EDA2R 변이는 특정한 형태의 유전적 탈모와 관련이 있을 수 있다. 다형성(polymorphism)은 탈모가 발생할 확률을 높일 수 있다.

탈모와의 연관성

EDA2R 유전자가 탈모에 미치는 영향을 이해하기 위해서는 모낭 세포의 생리학적 작용에 미치는 영향을 연구해야 한다. 예를 들어, EDA2R 경로의 비정상적인 작동은 모낭 성장 주기의 불균형을 초래할 수 있으며, 이는 모발의 성장이 저하되거나 휴지기가 길어지는 결과로 이어질 수 있습니다.

EDA2R유전자는 모발의 건강과 발달에 중요한 유전자로, 변이 또는 기능 저하 시 탈모를 유발할 수 있습니다. 다만, 탈모는 다인자성 질환이기 때문에 EDA2R 단독으로 탈모를 설명하기는 어렵습니다. EDA2R은 다른 유전자 및 환경적 요인과 복합적으로 작용하여 탈모의 발현과 진행에 영향을 미칩니다.

탈모 연구에서 EDA2R 유전자는 신뢰받는 주요 유전자로 꼽히며, 모낭 발달과 유지 및 신호 전달에 중요한 역할을 한다. EDA2R(Ectodysplasin A2 Receptor)은 종양괴사인자 수용체(TNFR) 슈퍼패밀리에 속하는 단백질로, 엑토디스플라신 A2(EDA-A2) 단백질과 특이적으로 결합하여 세포 내 다양한 신호 경로, 특히 염증과 세포 사멸 경로를 조절한다.

모낭의 정상적 성장과 주기 유지는 EDA2R과 같은 신호전달 수용체의 조화로운 작용에 달려 있으며, 이 유전자의 변이나 과발현은 모낭 손상과 탈모 증상의 발생에 직접적인 영향을 미친다.

사람과 동물 실험에서 EDA2R 신호가 과도하게 활성화되면 모낭 세포의 염증 반응이 증가하고 세포 사멸이 촉진되어 모낭 위축이 유발되는 것으로 밝혀졌다. 이는 탈모 진행과정에서 모낭의 재생 능력 저하와 직접 연결된다.

유전적 요인 중 EDA2R 유전자는 특히 남성형 탈모(안드로겐성 탈모)와 연관성이 높다는 연구 결과가 있다. EDA2R 유전자의 변이는 모낭 주기와 연관된 신호전달 경로에 영향을 미쳐 탈모 유발을 가속화하며, DHT(디하이드로테스토스테론)와 같은 안드로겐 호르몬과 상호작용하여 탈모를 촉진하는 기전에도 관여하는 것으로 파악된다.

DHT는 모낭의 안드로겐 수용체에 결합해 모낭을 축소시키며, 동시에 EDA2R 신호 강화로 염증과 세포 사멸을 유도해 탈모 현상을 심화시킨다. 이처럼 EDA2R 유전자는 모낭 발달과 유지에 필수적이며, 탈모의 유전적 소인으로서 모낭 세포의 생존과 죽음을 조절하는 핵심 인자로 주목받고 있다.

탈모 치료 연구에서 EDA2R 신호 경로를 표적으로 한 약물 개발과 조절기술이 활발히 진행 중이며, 이를 통해 탈모 진행을 지연시키고 모발 재생을 촉진하는 효과적인 치료법 개발이 기대된다.

탈모 유전자

PAX1와 FOXA2 유전자

1. 모발과 피부 발달에 관여
● 두 유전자는 다양한 생리적 과정과 조직 발달에 중요한 역할을 하지만, 탈모와의 관계는 여전히 연구 중이다.

2. PAX1 유전자
● PAX1은 조직의 발달과 분화 과정에서 중요한 전사인자로, 다양한 조직의 형성과 발달에 관여한다. 주로 연골과 뼈의 형성에 중요한 역할을 하지만, 피부와 모발 발달 과정에서도 그 중요성이 밝혀지고 있다.

3. 탈모와의 연관성
● PAX1은 유전자의 변이 또는 발현 조절 이상이 모발 형성에 영향을 줄 수 있다고 보고된다. 유전자 이상이 발생되면 모발 성장 주기의 불균형으로 휴지기가 길어져 탈모가 유발될 수 있다.

4. FOXA2 유전자
1. FOXA2는 다양한 발달 및 대사 과정에서 중요한 전사인자이다. 이 유전자는 다양한 장기와 조직에서 유전자 발현을 조절하며, 세포의 성장, 분화 및 생존에 영향을 미친다. 특히 표피와 관련된 세포의 분화에 관여한다. 모낭과는 성장기와 휴지기 조절에 영향을 줄 수 있다. FOXA2의 기능 저하가 모낭의 활동성을 감소시켜 탈모로 이어질 수 있다.
PAX1과 FOXA2는 탈모에 미치는 영향이 어느 정도인지에 대한 명확한 메커니즘은 아직 완전히 규명되지 않았다. 하지만 이들이 포함된 유전자 네트워크와 신호 전달 경로는 모발 건강과 성장에 중요한 역할을 한다.

PAX1와 FOXA2 유전자는 모발과 피부의 발달에 중요한 역할을 하는 유전자들로, 이들이 탈모 발생과 밀접한 관련이 있어 그 중요성이 주목받고 있다. PAX1 유전자는 배아 발달 초기에 여러 조직의 형성에 관여하는 전사인자로, 특히 피부 및 모낭의 정상적 형성과 성장에 필수적인 역할을 한다.

PAX1 유전자의 기능 이상은 모낭 크기 감소와 모발 퇴행을 초래하여 탈모의 발생 위험을 높일 수 있다. 연구에 따르면, PAX1 특정 변이는 탈모와 관련된 유전자 중 하나로 확인되며, 이는 모발의 유지 및 재생 과정에 영향을 미친다.

FOXA2 유전자 역시 간, 췌장, 위장관과 함께 피부 조직 발달에도 관여하며, 특히 피부 줄기세포의 분화 및 모낭 형성에 중요한 역할을 한다. FOXA2가 정상적으로 발현되어야 모낭 구조가 제대로 유지되고 모발이 건강하게 자랄 수 있다.

FOXA2 유전자의 이상은 피부 조직의 기능 저하 및 모발 성장 저해와 연관되어 탈모 증상의 원인 중 하나로 검토되고 있다. 탈모는 다인자 유전 질환으로, PAX1과 FOXA2와 같은 발달 관련 유전자뿐 아니라 여러 유전자의 상호작용과 환경 요인이 복합적으로 작용한다.

이들 유전자의 변이나 기능 저하는 모낭 크기 축소, 모발 생산 감소, 그리고 모발 성장 주기 조절 불균형을 유도하여 탈모 진행에 기여한다. 따라서 탈모 치료나 예방을 위한 연구에서는 PAX1과 FOXA2 유전자의 정상화와 발현 조절이 중요한 연구 주제로 부상하고 있다.

최근 탈모 유전자 연구는 이러한 핵심 유전자를 타깃으로 한 맞춤형 치료법 개발에 집중하고 있으며, 유전자 변이 분석을 통해 탈모의 발병 위험을 조기 진단하고 개인별 최적 치료 전략을 수립하는 데 큰 도움이 되고 있다.

이처럼 PAX1와 FOXA2 유전자는 모발과 피부의 정상적 발달에 필수적인 유전자이며, 이들의 변이나 이상은 탈모 발생과 밀접한 연관성을 지닌다. 이 두 유전자의 기능 이해는 탈모의 분자생물학적 기전 규명과 함께 효과적인 치료법 개발에 중요한 밑거름이 되고 있다.

탈모 유전자

TGF-B유전자

1. **TGF-B유전자**
   - 세포 성장 억제, 세포 분화유도, 면역 억제 기능(면역 반응을 억제하여 과도한 염증 반응을 방지하고, 자가면역 질환과 같은 병리적 상태를 조절), T세포 생성(면역계 균형 유지, 항원에 대한 반응 조절), 조직 재형성(섬유아세포의 증식을 촉진하여 콜라겐과 같은 기질 단백질 생성을 증가시켜 상처 부위를 치유하고 재생), 모발 성장 주기조절 이외에도 많은 작용을 한다.

2. **TGF-B유전자와 탈모의 상관관계**
   - TGF-B유전자는 모낭의 퇴행기를 촉진 시킨다. 퇴행기는 모낭이 축소되고 모발이 성장을 멈춘 후 빠지게 되는 과정이다. TGF-B의 활성화가 과도하면 퇴행기가 비정상적으로 빨리 촉진되어 탈모를 유발할 수 있다.
   - TGF-B유전자는 조직의 섬유화를 촉진하는 역할을 한다. 두피 조직에서 TGF-B의 과잉 발현은 섬유화된 조직의 형성을 촉진하며, 이는 모낭이 새로운 모발을 형성하거나 성장을 유지하는데에 방해가 되어 지속적인 탈모가 발생할 수 있다.
   - TGF-B유전자는 염증 반응을 조절하는 역할과 함께 복잡한 면역 반응에서 탈모와 연관된 자가면역 질환에도 관여한다. 자가면역성 탈모증(원형탈모증)은 TGF-B유전자가 면역 반응을 억제하거나 조절하는 역할을 하며, 면역 시스템이 모낭을 공격하는 것을 방지 할 수 있다.

3. **탈모와의 연관성**
   - PAX1은 유전자의 변이 또는 발현 조절 이상이 모발 형성에 영향을 줄 수 있다고 보고된다. 유전자 이상이 발생되면 모발 성장 주기의 불균형으로 휴지기가 길어져 탈모가 유발될 수 있다.

TGF-β(Transforming Growth Factor-beta) 유전자는 탈모와 밀접한 연관이 있는 중요한 인자로서, 주로 모발 성장 주기와 모낭 세포 활성 조절에 관여한다. 특히 TGF-β1과 TGF-β2는 모낭의 퇴행기 진행과 모발 성장 억제에 중요한 역할을 하며, 탈모의 기전에서 핵심적인 신호 전달 분자로 알려져 있다.

모발은 성장기, 퇴행기, 휴지기라는 주기적 변화를 거치는데, TGF-β는 이 중 성장기에서 퇴행기로 전환을 촉진하는 작용을 한다. 탈모 유전자가 활성화되거나 남성호르몬인 DHT(디하이드로테스토스테론)가 모낭 세포에 작용하면 TGF-β1의 분비가 증가하여 모유두 세포의 성장을 억제하고 모모세포의 자멸(apoptosis)을 촉진한다.

그 결과 모낭의 기능 저하와 모발의 조기 소실이 발생하며, 이는 탈모 진행의 주요 원인으로 작용한다. 또한, TGF-β는 섬유아세포의 과다 활성화를 유도하여 두피의 염증 반응과 섬유화 현상을 일으켜 모낭 주변 조직이 손상되고 모발이 더 이상 정상적으로 자라지 못하도록 만든다.

이런 이유로 TGF-β 신호 경로의 과도한 활성화는 탈모뿐만 아니라 두피 건강 악화와도 밀접한 관련이 있다. 최근 연구에서는 보툴리눔 톡신 같은 치료제가 모유두 세포에서 DHT에 의해 유도된 TGF-β1 분비를 억제함으로써 탈모 치료에 효과가 있을 가능성을 제시하고 있다.

이처럼 TGF-β 유전자는 탈모 발생 및 진행의 생물학적 기전에서 중추적 역할을 하며, 탈모 관련 유전자 연구와 치료법 개발에 핵심 표적으로 주목받고 있다. TGF-β 유전자는 모발 성장 억제와 모낭 퇴행을 촉진하는 신호를 담당함으로써 탈모 발현과 밀접한 연관성을 가지며, 이를 조절하는 것이 탈모 치료의 중요한 방향 중 하나이다.

탈모 유전자

DHT(디하이드로 테스토스테론)

1. DHT의 생성
- 테스토스테론 변환: DHT는 테스토스테론이 5α-환원효소(5-alpha-reductase)라는 효소에 의해 변환되어 생성된다.
- 모낭에서의 작용: 생성된 DHT는 모낭, 특히 모유두(Dermal Papilla)의 안드로겐 수용체와 결합한다.

2. DHT의 탈모 유발 메커니즘
- 모낭 위축: DHT가 모유두의 안드로겐 수용체와 결합하면 모낭을 위축시킨다.
- 모발 생장주기 변화: DHT는 모발의 생장기를 짧게 하고 휴지기를 길게 만듭니다. 생장주기를 거듭할수록 모발의 크기가 점점 작아진다.
- 혈관 퇴행: DHT는 모낭 주변의 혈관 퇴행을 유도하며 저산소증과 활성산소종 축적에 취약하게 만든다.
- 세포 간 통신 방해: DHT는 모유두 세포의 분화와 발달에 필요한 케라티노사이트(줄기세포)와 섬유아세포 간의 통신을 방해합니다1.
- 염증 유발: DHT는 모유두 세포에서 인터루킨 6(IL-6)의 발현을 유도하며 염증 반응을 촉진합니다1.
- 성장 억제 인자 활성화: DHT는 모유두 세포에서 Dickkopf 1(DKK-1)의 발현을 자극합니다. DKK-1은 Wnt 신호 전달을 억제하여 모발 성장을 방해합니다

3. 결과
이러한 과정을 통해 DHT는 모낭을 위축시키고, 모발의 생장주기를 변화시켜 결과적으로 모발이 가늘어지고 짧아지는 '연모화 현상'을 일으킵니다2. 이는 점진적으로 진행되어 결국 탈모로 이어집니다. DHT의 영향은 개인의 유전적 소인에 따라 다르게 나타납니다. 탈모 유전자를 가진 사람의 경우, DHT에 더 민감하게 반응하여 탈모가 더 쉽게 발생할 수 있습니다

DHT(디하이드로테스토스테론)는 탈모 유발의 핵심 분자로, 남성형 탈모의 주요 원인으로 알려져 있다. DHT는 남성호르몬인 테스토스테론이 두피와 모낭 내 5-알파 환원효소(5α-reductase)에 의해 전환되어 생성된다.

이 물질은 모낭세포에 존재하는 안드로겐 수용체(AR)와 결합해 모발 성장의 억제 신호를 전달한다. DHT가 모낭에 작용하면, 모낭세포 내에서 TGF-β, DKK-1, BMP 같은 성장 억제 및 세포사멸 유도 단백질이 분비되어 모발의 성장기를 단축시키고 모낭의 크기를 점차 축소시킨다.

이 과정에서 모발은 점점 가늘어지고 약해져 결국 탈락하게 된다. DHT는 또한 모낭 주변의 혈관 퇴행을 유도하여, 모낭에 공급되는 산소와 영양분이 부족해져 저산소증과 활성산소종(ROS) 증가로 인해 모낭 세포들이 더 취약해진다.

탈모 유전자를 가진 사람은 DHT에 생리학적으로 더욱 민감하여, 동일한 DHT 수치라도 모낭이 더 빠르게 위축되고 탈모가 심하게 진행된다. 반대로 탈모 유전자는 없지만 남성호르몬이 많아도 탈모 증상이 적을 수 있다. 즉, 탈모는 유전자에 따른 DHT 민감성의 차이가 결정적 요인이다.

여성도 난소와 부신에서 테스토스테론이 만들어지고, 일부가 DHT로 전환되어 유전적 요인과 결합 시 탈모가 진행될 수 있으나, 여성 두피에서는 아로마타제 효소가 DHT를 에스트로겐으로 변환하여 어느 정도 보호 효과를 발휘한다.

이 때문에 여성에서는 주로 정수리 부분의 탈모가 나타난다.

탈모 치료제는 주로 5-알파 환원효소를 억제하여 DHT 생성을 줄임으로써 모낭 위축을 막고 탈모 진행을 지연시키며, 남성호르몬 자체를 억제하는 것은 아니다. 그래서 치료제 복용 시 남성호르몬 수치가 변하지 않거나 오히려 일시적으로 상승하는 경우도 있다.

DHT는 탈모 유전자에 의해 조절되는 모낭의 민감성과 결합해 모발 성장 억제 및 모낭 위축을 촉진하는 주요 물질이며, 이 메커니즘을 이해하는 것이 효과적인 탈모 치료법 개발의 핵심이다.

4) 항산화효소 활성과 모발 건강

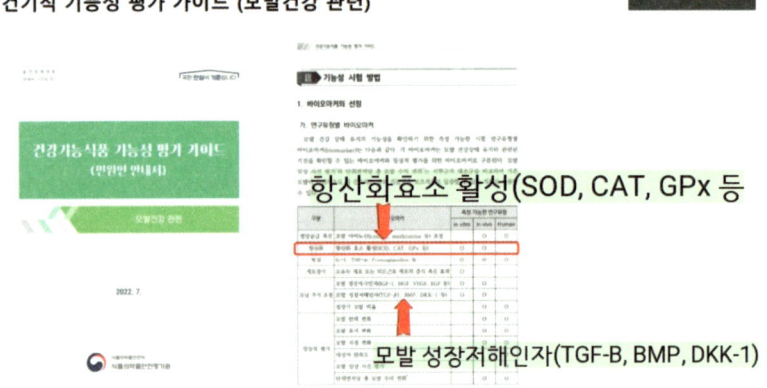

　건강기능식품의 모발 건강 기능성 평가는 과학적 근거와 엄격한 기준에 따라 이루어진다. 식품의약품안전처는 최근 '건강기능식품 기능성 평가 가이드(모발건강)'를 제정해, 모발 탄력, 직경(굵기), 윤기, 단위면적당 모발 수, 임상 사진 평가 등 다양한 평가지표와 평가 기준을 제시하고 있다.

　이 가이드는 모발의 건강상태 유지(탄력·직경·윤기 등)와 노화 범위 내에서의 탈모 증상 완화를 인정 범위로 명확히 하여, 탈모 예방·치료와 혼동되지 않도록 기능성 영역을 구분한다.
　항산화효소(SOD, CAT, GPX) 활성과 모발 건강모발 건강은 세포 노화와 관련된 산화 스트레스를 억제하는 항산화효소들의 활성과 밀접히 연관되어 있다.

SOD(슈퍼옥사이드디스뮤타제), CAT(카탈라제), GPX(글루타치온퍼옥시다제)와 같은 효소는 두피와 모낭 환경에서 과도한 활성산소(ROS)를 제거하여 세포 손상 및 염증을 예방한다. 활성산소 중화 능력이 뛰어난 SOD는 특히 모근 세포 보존, 혈행 개선, 세포사멸 억제에 효과적이다. 인체적용 시험이나 세포실험에서 SOD·CAT·GPX 활성 강화는 모발의 성장과 두피 건강 개선, 탈모 억제와 긍정적 상관관계가 있음이 반복적으로 확인되고 있다.

모발 성장 저해 인자(TGF-β, BMP, DKK-1)와 기능성 평가의 연계 TGF-β, BMP, DKK-1은 모발 성장 주기를 조절하는 대표적인 저해 인자로, 성장기→퇴행기 전환 촉진·모낭 위축·모근세포 자멸 등 발모에 부정적 영향을 준다. TGF-β는 모유두세포에서 분비되어 모낭세포의 성장·분화를 억제함으로써 조기 탈모를 유도한다.

BMP 신호는 모발 줄기세포의 증식 억제, 모낭 퇴화 촉진에 작용한다. DKK-1은 DHT(남성호르몬) 분비에 연동하여 Wnt/β-catenin 신호를 차단, 줄기세포 활성 저해와 모유두세포 사멸 등 탈모 촉진에 관여한다. 따라서 건강기능식품 기능성 평가에서는 기능성 원료가 항산화효소 활성 증진뿐 아니라, 이들 탈모 촉진 인자의 발현·활성 억제 효과를 입증하는 자료(세포시험, 동물시험, 인체적용시험 등)의 제출이 권장된다.

특히 SOD, CAT, GPX 등 항산화효소 활성 증가 및 TGF-β, BMP, DKK-1 발현 저해 효과는 건강한 모발 성장과 탈모 증상 완화의 핵심 평가지표로 중요하게 작용한다.

5) 안드로겐성 탈모증의 산화 스트레스

안드로겐성 탈모증(남성형 탈모)은 남성호르몬과 유전적 소인이 복합적으로 작용하면서, 두피와 모낭에서 산화 스트레스가 과도하게 증가해 발생하는 특징적인 탈모 질환이다.

산화 스트레스란 활성산소(ROS)가 정상적인 세포 방어력을 넘어서 축적되어 세포를 손상시키고 조직 기능을 저하시키는 상태를 의미하며, 모유두세포와 줄기세포에 직접적인 손상을 유발해 모발 성장을 억제하고 탈모를 촉진한다.

이런 산화 스트레스를 방어하는 대표적인 효소가 바로 SOD(슈퍼옥사이드 디스뮤타제)이다. SOD는 체내에서 생성되는 활성산소를 신속하게 분해함으로써 세포 손상 및 염증 반응을 억제하고 모낭 건강을 지키는 핵심 기전이 된다.

하지만 안드로겐성 탈모증이 진행되면, SOD와 같은 항산화효소의 활성이 저하되어 산화적 손상에 대한 방어력이 약화되고, 그 결과 모낭세포와 모발 줄기세포가 점차 소실되며 탈모가 가속화된다.

이처럼 SOD 기능이 저하될 경우, 인체는 보상 메커니즘을 통해 다른 산화 스트레스 방어 시스템을 활성화하려고 노력한다. 최근 연구는 'ALDH2(알데히드 탈수소효소 2)'와 같은 대체적 항산화효소 시스템이 중요한 보상 경로로 작용함을 밝혔다.

ALDH2는 미토콘드리아 내에서 독성 알데하이드(4-HNE, MDA 등)를 해독해 활성산소 축적을 억제하고, 산화 스트레스를 줄이며, 에너지 대사(ATP 생성)를 촉진함으로써 모낭이 휴지기에서 성장기로 진입하는 것을 도와준다.

실제로 ALDH2 활성화제 투여 시 모낭의 성장기 유도가 촉진되고, 미녹시딜과 유사한 모발 성장 촉진 효과가 확인되었다.

또한, 이와 같은 보상 시스템은 모발 조직의 에너지 대사를 개선해 모발 줄기세포의 생존력과 회복력을 높이고, 주요 성장 신호(베타카테닌 등) 경로를 활성화해 SOD 결핍 상황에서도 일정 수준의 모발 건강을 보호하려는 작용을 한다. 하지만 이러한 보상 메커니즘도 근본적 SOD 결손이 오랫동안 이어지면 점차 한계에 부딪히며, 탈모 진행을 완전히 막기는 어렵다. 결론적으로, 안드로겐성 탈모증에서는 산화 스트레스와 SOD 장애가 탈모의 핵심 병태 생화학적 축이고, 이를 보완하는 ALDH2 같은 항산화 방어 시스템이 새로운 치료 및 개선 접근법에 중요한 의의를 가지게 되었다.

모발 성장의 생물학적 항상성을 유지하려면 산화 스트레스 조절과 항산화효소 시스템의 균형이 필수적이라는 점에서, 안드로겐성 탈모 치료의 새로운 패러다임이 열리고 있다.

6) 산화 스트레스와 원형 탈모증의 관계

산화 스트레스(ROS)를 줄이면 원형 탈모증에 도움이 된다

산화 스트레스를 줄이면 원형탈모증 개선에 도움이 된다는 사실은 최근 다양한 연구와 임상자료에서 확인되고 있다.

원형탈모증은 면역학적, 환경적, 대사적 요인이 복합적으로 작용해 모낭이 일시적으로 손실되는 대표적 탈모 질환으로, 이 과정에서 산화 스트레스로 인한 활성산소(ROS)의 축적이 모유두세포와 줄기세포에 심각한 손상을 일으키는 중요한 병인 중 하나로 꼽힌다.

산화 스트레스가 증가하면 모유두세포 내 DNA 및 단백질 손상, 세포 독성, 염증 반응이 촉진되어 모낭 환경이 악화된다.

실제로 항산화력이 높은 기능성 원료(예: Derma GenieTM 등)로

전처리한 세포 실험에서는 과도한 산화 스트레스(활성산소, 4-HNE 등)에 의해 유도된 탈모 세포 독성 및 모유두세포 손상이 통계적으로 유의하게 감소하는 결과가 확인되었다.

세포 내 항산화제나 항산화효소 활성 증가(예: SOD, ALDH2 등)는 ROS 수치를 떨어뜨리고, 세포 생존력 개선과 조직 회복, 염증 완화로 연결되어 탈모 진행을 억제한다.

최근 연구에서는 미토콘드리아 내 산화 스트레스를 해독하는 ALDH2 같은 효소를 활성화시키면, 휴지기 모낭의 성장기 회복과 ATP 대사 활성화, 모발 성장 촉진 효과가 확인되었다.
이처럼 산화 스트레스를 줄이면 모유두세포의 손상이 감소하고 모낭 조직 환경이 개선되어, 궁극적으로 원형탈모증의 악화를 막고 다양한 탈모 유형에서 모발 생존 및 회복에도 도움이 된다.

따라서, 일상생활에서 항산화 식품·영양소 섭취, 산화 스트레스 관리, 건강한 생활습관이 모두 원형탈모증의 예방 및 진행 억제에 긍정적인 영향을 줄 수 있다.

7) 두피/탈모 자가 진단 테스트 vs. 인공지능(AI)두피 분석 시스템

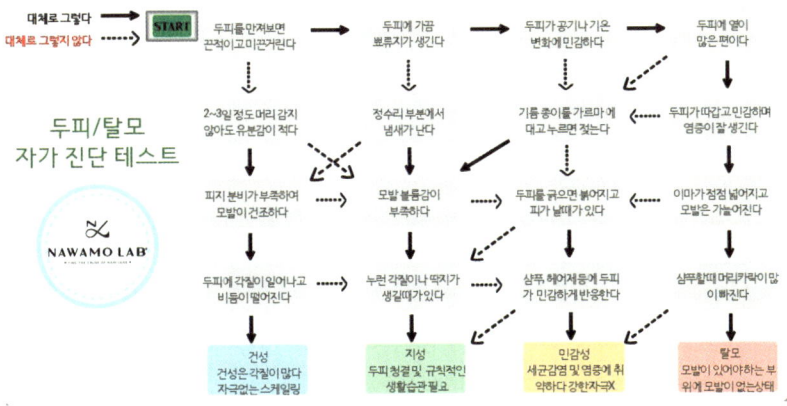

두피 탈모 자가 진단 테스트는 가정에서 간편하게 자신의 두피 상태를 파악하고 탈모 위험성을 조기에 인지하는 데 도움이 된다. 특히 건성, 지성, 민감성 두피 유형과 함께 탈모 초기 증상을 점검하는 방법을 알아두면 탈모 예방과 관리에 효과적이다.

두피 유형 자가 진단건성 두피는 두피가 거칠고 각질이 일어나며 가려움증이 동반될 수 있다. 머리 감은 후에도 두피가 당기거나 건조함을 느끼면 건성 두피일 가능성이 크다.
지성 두피는 두피가 번들거리고 유분이 과다 분비되어 머리카락이 쉽게 기름지는 상태이다. 두피나 머리카락이 무겁고 냄새가 날 수도 있다.

민감성 두피는 찬 바람, 화학제품, 스트레스 등에 쉽게 자극받아 붉어지거나 가렵고 따가운 증상이 자주 나타난다.

각 유형별로 샴푸 사용 빈도나 제품 선택, 두피 케어 방법을 달리하는 것이 중요하다.

■ **탈모 자가 진단 방법**

모발 빠짐을 관찰하면 하루 50~100가닥 이상의 머리카락이 빠지거나 빠진 머리카락의 끝이 가늘고 약해진 경우 탈모 초기 증상일 수 있다.

두피 노출 정도 확인하면 머리카락이 점차 가늘어지고 두피가 더 잘 보이는 부분(정수리, 이마선 등)이 넓어지는지 거울이나 사진으로 확인한다.

두피 상태를 평가하면 염증, 붉은 기, 각질, 가려움증이 자주 발생하면 탈모를 악화시키는 두피 건강 문제일 수 있다.
모발 굵기 측정했을 때 가늘어진 모발이 늘어나거나 새로 나는 모발이 가는지를 확인하면 모발 성장 상태를 알 수 있다.

간단한 자가 테스트는 손가락으로 두피를 부드럽게 누르면서 통증, 붉은 반점, 각질 여부를 확인한다.

모발 밀도 테스트를 하면 머리 한 부분(예: 정수리)에서 일정 면적 내 빠진 머리카락 수를 세어보고 급격히 증가할 경우 전문 진단이 필요하다.

스트레스 및 생활습관 점검을 해보면 야간 수면 부족, 과도한 스트레스, 영양 불균형이 지속되는지 점검해 본다. 이런 자가 진단은 증상 파악에 도움이 되며, 이상이 발견되면 피부과 전문의나 탈모 전문 클리닉을 방문해 정밀 검사를 받는 것이 바람직하다.

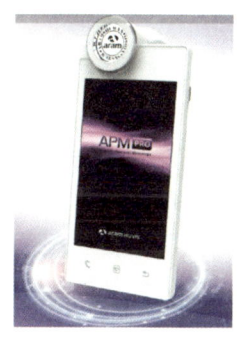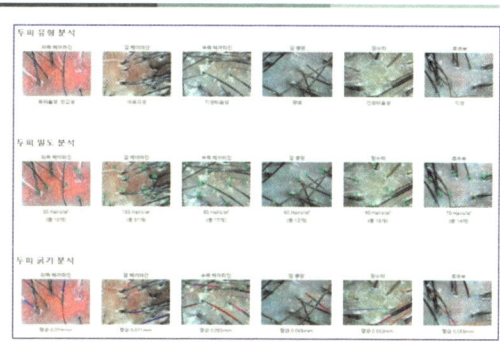

나와모랩 대리점에서 도입한 인공 지능(AI) 기반 두피 분석 시스템은 최신 기술을 활용하여 두피 유형, 두피 밀도, 모발 굵기 등을 정밀하게 평가하는 데 사용된다. 이 시스템은 고해상도 이미지 처리와 딥러닝 알고리즘을 결합하여, 피부과 전문의 또는 탈모 전문가의 진단 과정을 자동화하고, 보다 객관적이고 신속한 분석을 가능하게 한다.

두피 유형 분석AI 시스템은 고해상도 두피 이미지를 바탕으로 피부의 유분, 수분, 각질, 염증 상태를 인식하여 건성, 지성, 민감성, 염증성 등 다양한 두피 유형을 구분한다. 피부의 피지 분비량과 피부 장벽 상태 등을 분석하여, 최적의 두피 케어 및 샴푸 선택에 도움을 준다.

피지 분비가 많은 지성두피는 AI가 자동으로 감지하며, 건조하거나 가렵거나 민감한 경우도 구분된다. 두피 밀도 분석AI는 두피 전체 또는 특정 부위의 모낭 수와 밀도를 정량적으로 측정한다. 이는 모유두세포와 모근의 수를 기반으로 하며, 정수리, 이마선 등 특정 부위의 모발 밀도 변화도 분석 가능하다.

머신러닝 모델은 수천 건의 데이터로 학습되어, 두피에서 자라는 모발 개수, 밀도 감소 또는 탈모 진행 정도를 수치로 제공한다. 이를 통해 개인별 탈모 진행 상태를 파악하고 맞춤 치료 계획을 수립할 수 있다. 모발 굵기 분석AI는 제시된 이미지를 이용해 개별 모발의 굵기를 측정한다.

모발 굵기는 모낭 또는 두피 부위별로 차이가 있으며, 가늘어진 모발이 늘어나거나 새로 나는 모발이 얇으면 조기 탈모 또는 모발 건강 저하를 시사한다. 특히, 성장기, 휴지기 및 퇴행기 동안의 모발 굵기 변화를 정량화하여, 치료 전후의 효과를 비교할 수 있다.

인공 지능 두피 분석 시스템은 이러한 정밀 분석을 통해 개인별 두피 건강 상태를 객관적이고 빠르게 파악할 뿐 아니라, 맞춤형 헬스케어 솔루션 제공과 탈모 예방·치료 전략 수립에 큰 도움을 준다.

인공지능(AI) 두피 분석 시스템

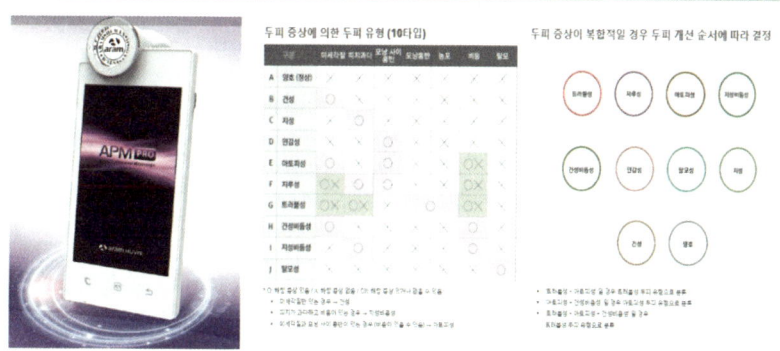

인공지능(AI) 두피 분석 시스템은 다양한 두피 증상과 유형을 과학적으로 분류하여 맞춤형 두피 관리와 탈모 예방을 지원한다.

두피 유형은 두피 상태와 증상을 종합적으로 반영하며, AI는 이를 다음과 같은 순서와 기준에 따라 분석하여 진단한다.

■ **두피 유형 분류 및 증상 기준**

(1) 건성 두피

피부 수분 함량이 낮고 각질이 많으며, 두피가 당기고 가려움증이 동반된다. 두피 장벽이 약해지고 건조가 두드러지며 비듬이 흔하다.

(2) 지성 두피

피지 분비가 과다하여 두피와 모발이 쉽게 기름져 보이고 번들거린다. 지루성 비듬이 동반되고, 냄새와 모공 막힘이 자주 발생한다.

(3) 민감성 두피

자극에 매우 민감해 붉어짐, 따가움, 가려움증, 염증이 반복적으로 나타난다. 화학성 화장품에 대한 반응이 크고 스트레스에 영향을 받기 쉽다.

(4) 아토피성 두피

만성 염증성 두피로, 심한 가려움과 피부 건조, 자주 붉어지고, 피부가 얇아져 민감한 상태를 말한다. 면역학적 원인과 연관이 깊다.

(5) 지루성 두피

과도한 피지 분비와 세균 증식으로 염증과 붉은 반점, 노란색 기름진 비듬이 동반된다. 만성화되면 탈모 위험도 증가한다.

(6) 트러블성 두피

모공 막힘과 염증, 붉은 종기, 뾰루지 등 피부 트러블이 나타나며, 이는 주로 청결 상태와 환경적 요인에 의해 촉진된다.

(7) 건성 비듬성 두피

건조함과 함께 하얀 각질 모양 비듬이 나타난 두피로, 가려움과 불편함을 동반한다.

(8) 지성 비듬성 두피

기름기와 혼합된 비듬이 두피에 붙어 있으며, 세정에 어려움이 있어 불쾌감이 크고 염증이 동반될 수 있다.

(9) 탈모성 두피

모발 밀도 감소, 모발 굵기 감소, 두피 노출 증가 등이 관찰되며, 탈모 진행 중인 두피 상태를 말한다.

AI 두피 분석 시스템의 진단 순서와 프로세스고해상도 이미지 촬영으로 두피 표면 상태를 정밀하게 기록한다. 피부 수분, 피지량, 각질 두께, 염증부위, 모공 상태 등 다양한 지표를 자동으로 측정한다. 머신러닝 알고리즘이 수집된 데이터를 기반으로 위 열거한 두피 유형별 특징과 증상에 대한 패턴 인식을 수행한다.

두피 유형을 최종 판별하며, 각 단계별 증상 심각도를 수치로 평가한다. 탈모 상태 여부와 연관 증상까지 종합하여 맞춤형 두피 및 모발 개선 가이드라인을 제공한다. 두피 개선 결정 과정AI가 분류한 두피 유형과 심각도에 따라 각각 적합한 샴푸, 두피 마사지법, 영양 보충, 약물 치료 등 개선 방법이 단계적으로 제안된다.

건성 → 비듬성 → 염증(트러블성) → 탈모성 등 진행 단계에 따른 맞춤 관리가 가능하며, 진행 정도에 따라 치료 강도도 달라진다. 이처럼

AI 두피 분석 시스템은 복합적 두피 증상과 상태를 체계적으로 진단, 두피 건강과 탈모 예방을 위한 맞춤형 솔루션을 제공한다. 최신 의료·바이오 기술과 빅데이터 및 머신러닝이 결합되어 전문의 진단의 보조 수단으로 활용도가 높아지고 있다.

■ 인공지능(AI) 두피 분석 시스템

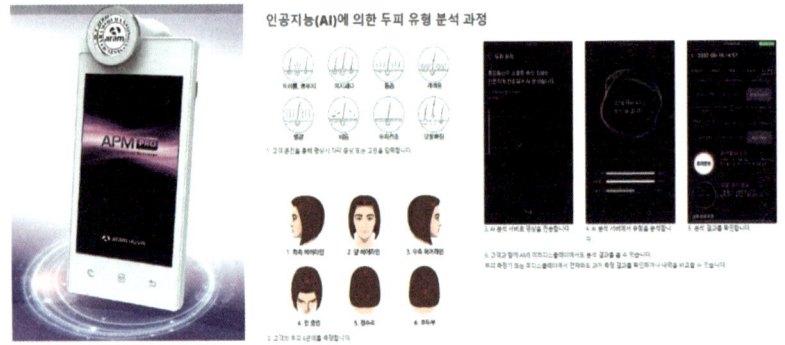

인공지능(AI) 두피 분석 시스템은 최신 영상 처리 기술과 머신러닝 알고리즘을 활용해 두피 건강 상태를 정밀하게 평가할 수 있다.

트러블, 뾰루지, 가려움, 열감, 통증, 비듬, 두피 건조, 모발 빠짐 등 다양한 두피 증상 분석에 매우 효과적이다. AI 두피 분석 시스템의 주요 기능으로 보면 트러블 및 뾰루지 분석은 고해상도 이미지에서 피부 표면의 염증, 종기, 발진 등의 이상 소견을 감지하고 위치, 크기, 정도를 정밀 분류한다. 피부과 전문의의 육안 진단 보조에 활용되며, 염증성 두피질환을 조기에 발견한다.

가려움, 열감, 통증 간접 평가하면 직접적인 감각 평가가 어려우나, 두피의 붉은 기, 발적 정도, 혈류 이상 징후 등을 영상 분석으로 추정해 간접적으로 증상 심각도를 예측할 수 있다.

비듬 및 두피 건조 증상 진단은 두피 각질 상태, 비듬 크기와 유형(건성, 지성 비듬)을 광학적으로 인식하여 비듬 유형과 두피 수분 상태를 분석한다. 모발 빠짐 및 밀도 평가를 하면 두피 전체 또는 국소 부위의 모발 밀도와 빠진 모발 수를 정량화하여 탈모 진행 상태를 평가한다.

활용 사례로 보면 개인 맞춤형 두피 케어 제품 추천모발 및 두피 건강 상태 정기 모니터링하는 탈모 클리닉에서 치료 전후 결과 비교 분석할 수 있다.

통증 및 가려움증 등 주관적 증상은 환자 자가 보고와 병행해야 정확도 향상 피부색, 모발색, 조명 등 환경변수 영향 가능성 존재한다. AI 두피 분석 시스템은 두피 질환의 주요 임상 징후를 객관적으로 파악하고 모니터링하는 데 탁월하며, 점차 다양한 질환과 증상 분석에 적용 범위가 확대되고 있다.

AI 두피 분석 시스템이 주요 두피 증상과 탈모 관련 상태를 어떻게 영상 분석 및 데이터 처리해 진단·평가하는지 체계적으로 분석할 수 있다.

■ 위드 비컨(With Becon)

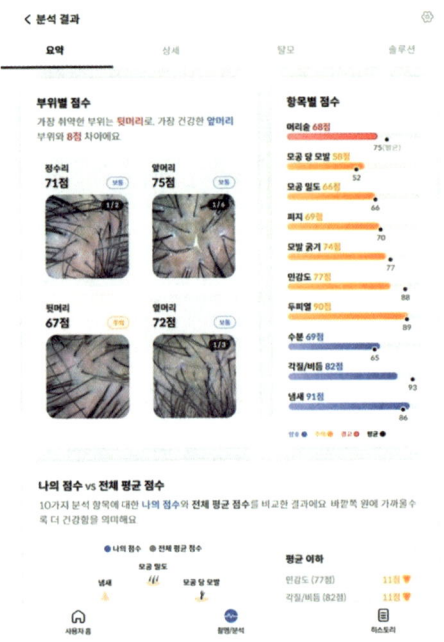

위드 비컨(With Becon)은 AI(인공지능)와 IoT 기술을 결합한 두피 및 피부 상태 분석 시스템이다. 사용자의 두피와 피부를 정밀하게 촬영하고 다양한 센서(이미지 센서, 온도, 수분, 냄새 등) 데이터를 수집하여 AI 딥러닝 알고리즘으로 2~3초 내에 실시간 분석한다.

이 시스템은 두피 상태를 모공 밀도, 모낭당 모발 수, 모발 굵기, 각질, 유분, 수분, 두피 민감도, 두피 온도, 냄새 등 10여 가지 항목으로 세분화하여 진단한다. 또한 피부 상태는 여드름, 주름, 기미, 모공 크기, 색소 침착 등 11가지 항목으로 분석한다. 분석 결과를 바탕으로 맞춤형 샴푸, 에센스, 스킨 로션 등 두피 및 피부 관리 제품을 추천하고, 필요한 경우 맞춤형 탈모 관리 코칭까지 제공한다. 이를 통해 개인별 두피와 피부 상태에 특화된 솔루션을 제공하며, 지속된 데이터 축적과 분석으로 개선 상태 확인 및 재조정이 가능하다.

현재 위드 비컨은 주로 병원, 클리닉, 미용실 등 전문가용으로 활용되고 있으며, 2023년 이후에는 홈케어용 B2C 제품과 앱 서비스도 출시되어 일반 사용자도 손쉽게 두피·피부 상태를 진단하고 관리할 수 있다. 위드 비컨은 AI와 IoT 센서를 활용하여 두피와 피부 상태를 정밀 분석하고, 이를 기반으로 맞춤형 관리와 탈모 예방 솔루션을 제공하는 첨단 디지털 헬스케어 시스템이다.

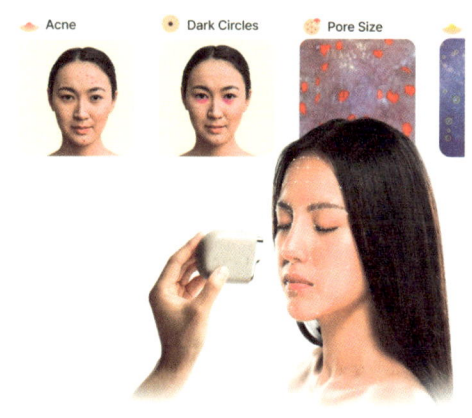

8) 두피 경혈점에서 효과적인 부스터, 샴푸, 트리트먼트 마사지 테크닉

두피 경혈점인 신정, 전정, 백회, 아문, 천주, 풍지, 각손, 대추를 효과적으로 마사지하면 탈모 개선에 도움이 되는 이유는 전통 동양 의학의 경락 이론과 현대 과학적 연구가 결합된 결과로 볼 수 있다.

■ **경혈점과 그 위치**

- **신정(神庭)**: 이마 중심, 모발 시작 부근
- **전정(前頂)**: 두피 앞쪽 정수리
- **부근백회(百會)**: 머리 정수리 중앙점
- **아문(哀門)**: 뒷목 중앙, 두개골 아래쪽
- **천주(天柱)**: 목 뒤쪽, 두개골 양쪽 기점 근처
- **풍지(風池)**: 목과 두개골 경계 부위 양쪽 오목한 곳
- **각손(角孫)**: 귀 위쪽 경계, 머리와 얼굴 연결 부위
- **대추(大椎)**: 목덜미 아래쪽, 척추 위쪽 끝 부분

■ 마사지가 탈모에 효과적인 이유

(1) 두피 혈액 순환 촉진

이들 경혈점은 두피와 뇌, 자율신경계와 연결되어 있어 마사지로 자극하면 국소 혈류량이 증가한다. 풍부한 혈류는 모낭에 영양 공급과 산소 공급을 원활하게 하여 모유두세포의 건강을 유지하고 모발 성장에 필요한 환경을 조성한다.

(2) 신경계 및 내분비계 조절

경락 자극은 자율신경의 균형을 맞춰 스트레스 호르몬 감소와 면역 기능 개선에 도움을 준다. 스트레스는 남성호르몬의 작용을 촉진해 탈모를 악화시키므로, 스트레스 완화는 탈모 예방에 중요하다.

(3) 혈관 확장과 림프 흐름 개선

마사지 동안 혈관이 확장되고 림프 순환이 개선되어 두피의 독소 제거 및 염증 완화 효과가 나타난다. 염증성 탈모, 지루성 두피염 등의 치료에 긍정적 영향을 준다.

(4) 모낭 활성 및 모발 성장 촉진

경혈자극은 세포 재생 및 모낭 줄기세포 활성화와 관련된 신호 전달을 촉진시켜 휴지기 모낭을 성장기로 진입시키고 새로운 모발 생성을 유도하는 데 기여한다.

(5) 혈압과 혈당 등 전신 건강 영향

특히 대추, 풍지, 천주 등은 전신적 혈액 순환과 신진대사를 조절하는데, 이는 간접적으로 두피와 모발 건강에 긍정적인 영향을 미친다.

신정, 전정, 백회, 아문, 천주, 풍지, 각손, 대추 등 두피 경혈점의 마사지는 혈액순환 개선, 스트레스 완화, 염증 억제, 모낭 자극 등 다양한 경로를 통해 탈모 진행을 늦추고 모발 건강 증진에 효과적이다. 꾸준한 경혈 마사지가 두피 환경을 개선해 탈모 예방과 회복에 도움을 주는 전통과 과학이 조화된 관리법이다.

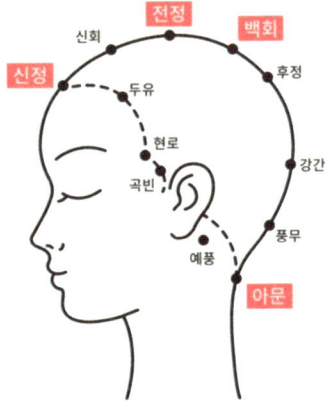

두피 경혈점에 위치 및 효과

1. 신정
신정혈은 신경계통을 조정하는 역할을 한다. 이 자리를 눌러주면 통풍 환자의 고통스러운 감각을 줄여준다. 눈과 코 관련된 질환의 효과가 좋고 두통 앞머리 탈모 대 뇌출혈 어지럼증 눈 피로 안염, 비염, 고혈압 등을 치료한다.

2. 전정
전정혈은 후정과 대칭이 되는 혈로 백회 앞에 있는 혈자리이다 이 혈자리를 눌러주면 머리에 무거운 느낌을 없애고 기분을 상쾌하게 만들어 준다. 두통 현기증 얼굴이 부어오르는 안면 부종 증상의 효과. 고혈압 증상에도 효과

3. 백회
"백가지 기운이 모이는 곳"이라 하며 만병의 근원인 혈액순환 장애를 개선해 준다.
뇌 이상 뇌 관련 질환에 효능이 있으며 고혈압 어지럼증 두통 탈모 비듬의 효과

4. 아문
동맥과 양 유맥이 만나는 혈로서 경락을 소통시키고 실어증을 치료하는 효능이 있어 아문이라 했다. 언어 장애와 두통의 효과가 좋고, 뒷머리가 아프구나 뒷덜미가 뻣뻣하고 코피가 나는 것들을 치료한다.

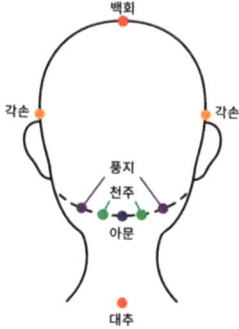

두피 경혈점에 위치 및 효과

5. 천주
천주혈은 머리에 혈액순환을 촉진시켜 혈압을 안정시키고 저혈압 고혈압에 좋다. 머리를 맑게 만들어 주며 멀미 현기증 두통 기억력 향상에 좋으며, 어깨 결림 등 통증 완화 냉한 증상과 치매 예방에 좋다고 전한다.

6. 풍지
중요한 혈자리로 문지르며 효과가 바로 나타난다. 혈액순환을 좋게 하며 무겁던 머리도 가벼워지고 피곤한 눈도 시원하고 개운해진다. 눈의 피로 시력 저하 예방,근시 노안 전두통 고혈압 뇌빈혈 후두신경통 등의 효과적이며 두통 불면 목,어깨 갑상선 비대증에도 효과가 있다. 후두부로 올라가는 두피의 기혈 흐름이 원활해져 두피 건강을 증진시키며 스트레스로 인한 원형 탈모의 효과가 있다.

7. 각손
주변 혈들이 자꾸 미세하며 각 손혈 또한 미약하고 여린 곳에 자리 잡은 혈이다. 두통이나 눈병 이명 등을 치료하는데 효과적인 혈자리로 두통. 뭉친 곳을 풀어 주어 순환의 도움을 준다. 어지럼과 이명의 효과가 있다.

8. 대추
목을 앞으로 숙였을 때 가장 튀어나온 뼈(경추 7번) 바로 밑에 있는 경혈이다. 대출혈이 막히면 머리 얼굴 목 팔 쪽에 여러 가지 질병이 발생되며 감기 예방과 혈액순환에 도움이 된다.

NAWAMO 3단계 실무 테크닉

·1단계 나와모 SOD 버블 테라피

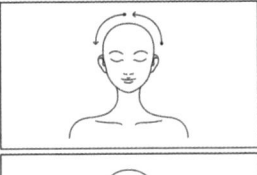

1. 헤어브러시 혈액순환 및 먼지 털어내기
브러시를 이용해 백회에서 모발 끝으로 빗어준다. 두피 끝에서 백회를 향해 빗어준다.

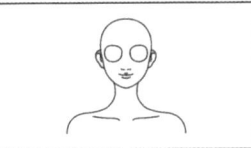

2. 아이패드로 눈을 가린다.

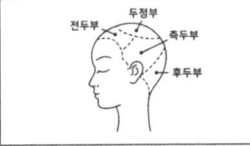

3. 두피와 모발에 물을 충분히 적신다.
· 순서: 전두부, 측두부, 두정부, 후두부

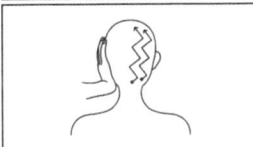

4. 샴푸액을 두피와 모발에 충분히 거품을 내어주면서 도포한다.
· 순서: 측두부, 전두부, 두정부, 후두부
· 후두부 도포 방법: 왼손으로 머리를 지탱하고 오른쪽 아문혈에서 백회혈까지 거품을 내어준다. 반대쪽도 같은 방법으로 진행해 준다.

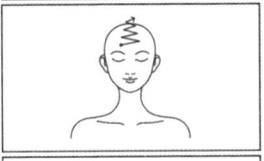

5. 엄지손가락을 사용하여 신정에서 백회까지 지그재그로 마사지한다.
범위를 넓혀서 한 번 더 실행한다.

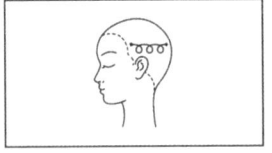

6. 엄지를 제외한 손끝 (지문 부위)으로 측두부 (후이근 포함)까지 원을 그리는 듯 마사지한다.

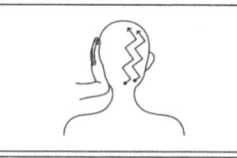
7. 왼손으로 머리를 지탱하고 오른쪽 아문혈에서 백회혈까지 손끝(지문 부위)으로 이용하여 마사지한다.
오른손으로 머리를 지탱하고 왼쪽 아문혈에서 백회혈까지 손끝 지문을 이용하여 마사지한다. 풍지혈에서 백회혈까지 손끝 지문으로 이용하여 마사지한다.

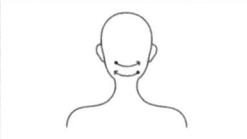
8. 목덜미를 손을 교차하면서 쓸어 마사지한다.

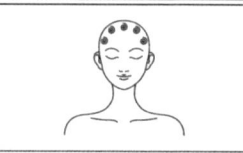
9. 엄지손가락을 이용하여 원을 그리듯이 얼굴 라인을 마사지하고 귀 뒤 라인으로 빼어준다.

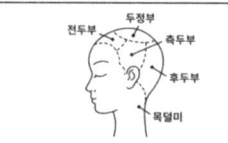
10. 두피와 모발에 물로 충분히 헹궈준다.
· 순서: 전두부 - 측두부 (후이근포함) - 두정부 - 후두부 - 목덜미
(구레나룻 부위는 손을 옆으로 세워 물을 모아서 후두부 쪽으로 쓸어준다.) *후두 부위는 고개를 반대쪽으로 돌린 후 샤워기 헤드 부위를 잡은 손을 귀를 뒤에서 앞으로 지탱하며 남은 손을 이용하여 헹궈낸

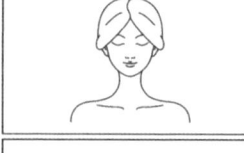
11. 수건으로 충분히 모발을 닦아낸 후 수건으로 머리 전체를 감싸서 고정시킨다.

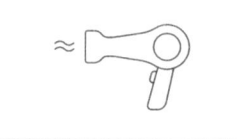
12. 따뜻한 드라이 10% 수분을 남기고 말려준다.

NAWAMO 3단계 실무 테크닉
· 2단계 나와모 SOD 부스터 테라피

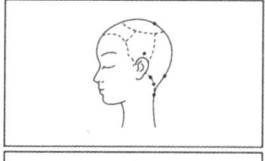

1. 백회열, 신정혈, 각손혈, 풍지혈, 천주혈, 아문혈 순서로 부스터로 눌러서 도포한다.

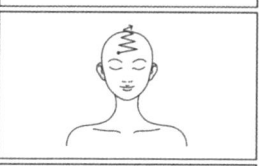

2. 신정혈에서 백회혈까지 괄사로 마사지한다.
백회혈에서 아문혈까지 괄사로 수직으로 마사지한다.

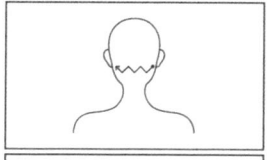

3. 우측 두부에서 왼쪽 귀 쪽으로 괄사를 이용 마사지한다.
우측 귀 부위에서 왼쪽 귀 부위까지 마사지한다.

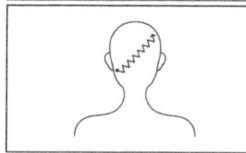

4. 좌측 두부에서 오른쪽 귀 쪽으로 괄사로 마사지한다.
좌측 귀 부위에서 오른쪽 귀 부위까지 마사지한다.

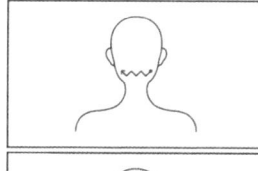

5. 후두부를 수직 방향으로 마사지한다.

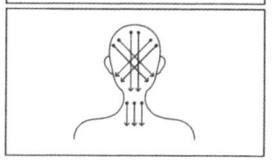

6. 두피와 목덜미를 두 번씩 쓸어준다.

· 샴푸 마사지 기본 테크닉

두피에 각질을 제거하고 혈액순환을 촉진하며 피지를 제거하기 위한 방법으로 여러 마사지 동작을 한다. 기본 동작을 먼저 익히도록 한다.

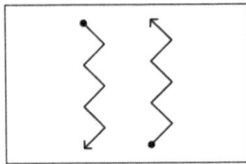

1. 지그재그 방법
검지 중지 약지의 세 손가락의 지문을 이용해서 두피의 표면을 지그재그로 작게 움직이는 동작으로 주로 페이스라인에 전두부 부분에 한다.

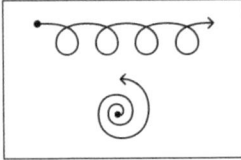

2. 나선형 방법
엄지손가락 만을 사용하거나 금지 중지 약지에 세 손가락을 두피에 고정시킨 후 뒤 지압하듯이 누르고 두피를 움직여 주는 동작으로 마무리할 때 지압의 방법으로 사용한다.

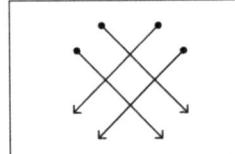

3. 양손 교차법
양쪽에 손가락을 교차시켜서 마사지하는 동작으로 두정부 부분에 사용한다.

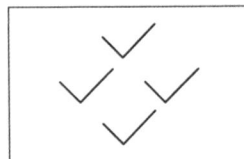

4. 집어 튕기는 기법
손가락을 두피에 댄 뒤 탄력 있게 튕겨 주는 방법

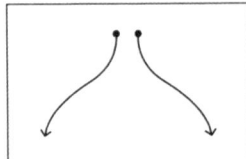

5. 쓸어 주는 법
엄지손가락을 페이스 라인이나 귀 뒤 햄 라인에 놓은 뒤 쓸어주는 방법 이다. 헹굼 시 마무리 동작으로 사용한다.

NAWAMO 3단계 실무 테크닉
· 3단계 나와모 SOD 트리트먼트 테라피

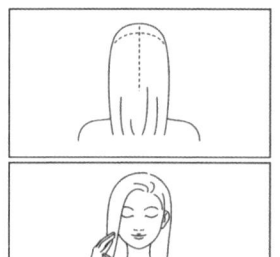

1. 두발을 4등분으로 섹션을 나누어준다.

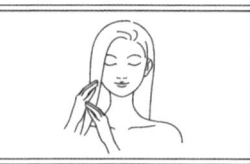

2. 프런트 탑 부분의 손상이 심한 모발 끝부분부터 도포하고 전두부의 왼쪽 오른쪽 사이도 도포한다.

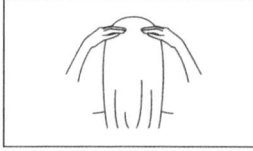

3. 후두부의 두정부 탑 부분을 도포한다 (왼쪽 오른쪽)

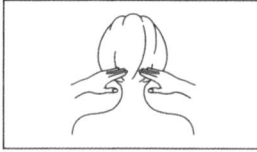

4. 네이프 부분에 도포한다.

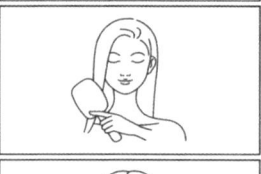

5. 도포가 끝난 후 굵은 빗으로 가볍게 빗어 모발을 정리한다.

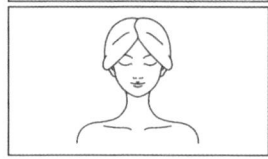

6. 헤어캡을 쓰고 열처리를 하거나 타월로 한번 감싸준 후 드라이 또는 스팀 10-15분 한다.

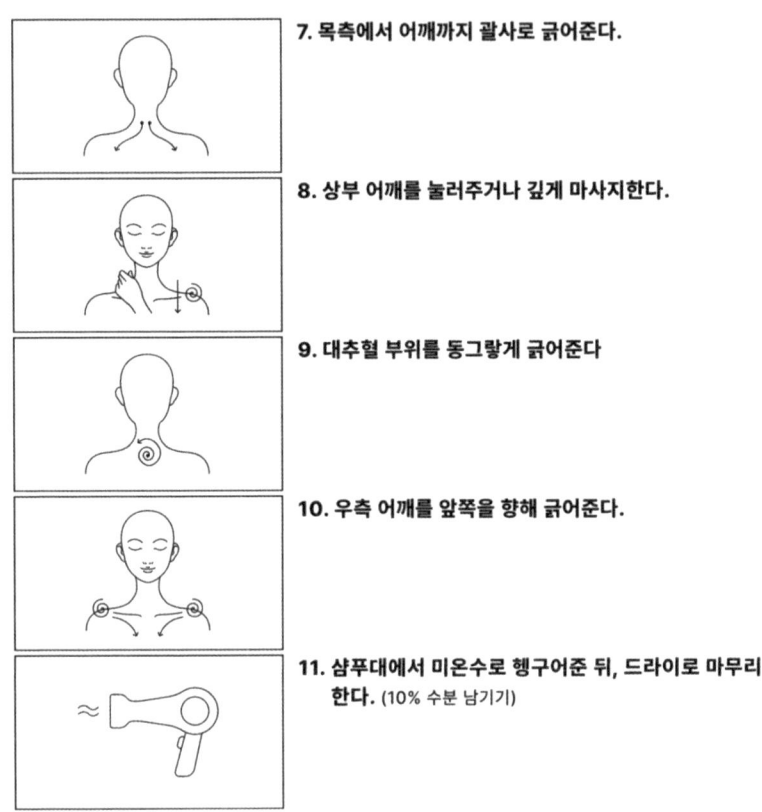

7. 목측에서 어깨까지 괄사로 긁어준다.

8. 상부 어깨를 눌러주거나 깊게 마사지한다.

9. 대추혈 부위를 동그랗게 긁어준다

10. 우측 어깨를 앞쪽을 향해 긁어준다.

11. 샴푸대에서 미온수로 헹구어준 뒤, 드라이로 마무리 한다. (10% 수분 남기기)

10

유명인들이 이야기하는
건강 조언

유명인이 공통적으로 강조하는 것은 꾸준한 생활 습관 개선과 자기 자신에 대한 긍정적인 관점이다. 단순히 외적인 몸매 관리나 질병 회피 차원이 아니라, 정신적 건강과 함께 균형 있는 삶을 유지하는 것이 건강의 비결이라는 메시지가 인터뷰 곳곳에 녹아 있다.

(1) 꾸준한 운동 생활화

하루 최소 30분 이상의 유산소 운동을 권장하며 걷기, 달리기, 자전거 타기 등을 포함한다. 스트레칭과 근력 운동을 병행하여 전신 건강을 유지할 수 있다.

(2) 식단과 영양 관리

가공식품과 정제당 섭취를 줄이기 위해 신선한 채소와 과일, 고품질 단백질 위주의 식사를 해야 한다. 충분한 수분 섭취와 함께 설탕과 나트륨 섭취를 제한해야 한다.

(3) 규칙적인 수면 습관

매일 일정한 시간에 잠자리에 들어 규칙적인 수면 습관을 유지해야 한다. 충분한 수면, 적어도 7~8시간의 건강 수면을 권장하고 낮잠이나 휴식을 통해 재충전해야 한다.

(4) 정신 건강과 감정 관리

스트레스 관리 방법으로는 명상, 요가, 호흡법이 있으며, 긍정적인 사고와 감사하는 마음을 유지해야 한다. 교감과 소통을 통한 정신적 안정이 필요하다.

(5) 나쁜 습관 피하기

술, 담배, 마약은 절대 금지하는 것이 좋다고 강조한다. 과도한 카페인 섭취는 자제하고 지나친 음주와 흡연은 건강에 치명적임을 강조한다.

(6) 예방 접종과 건강 체크 생활화

조기 진단과 치료의 중요성을 강조했다.

(7) 라이프스타일과 균형 유지

일과 삶의 균형 유지를 위해 취미 활동과 여가 시간을 활용해야 한다. 자신만의 건강한 루틴을 만드는 것이 중요하다고 말했다. 이처럼 유명인들은 신체적·정신적 건강 모두를 위한 전반적인 라이프스타일 개선을 강조하는 경향이 강하며, 이는 건강한 삶을 위한 핵심 메시지이다.

■ 크리스다 로드리게스

크리스다 로드리게스는 세계적으로 성공한 디자이너이자 작가로, 40세의 나이에 위암으로 인해 병상에서 고통을 겪으며 다음과 같은 메시지를 남겼다.

- 내 차고에는 세상에서 가장 비싼 차가 있었지만, 이제는 휠체어를 써야 한다.

- 집에는 온갖 브랜드 옷과 신발, 가격표가 있지만, 이제는 병원에서 제공한 작은 천으로 몸을 감싸고 있다.
- 은행에 돈이 많다. 하지만 이제는 그 돈의 혜택을 받지 못한다.
- 예전에는 집이 성 같았지만, 이제는 병원 침대 두 개에서 잠을 잔다.
- 5성급 호텔을 전전했지만, 이제 병원을 전전하며 시간을 보내고 있다.
- 수백 명의 사람들에게 사인을 해 주었지만, 이번에는 진료 기록이 내 사인이다.
- 머리를 하려고 이발소를 일곱 번이나 다녀봤지만, 이제는 머리카락 한 올도 없다.
- 개인 제트기 덕분에 어디든 갈 수 있지만, 이제 병원 정문까지 걸어가려면 두 명의 조수가 필요하다.
- 음식은 많지만, 이제 내 식단은 하루에 두 알의 알약과 저녁에 소금물 몇 방울이다.
- 이 집, 이 차, 이 비행기, 이 가구, 이 은행, 지나친 명예와 영광, 이 모든 것이 나에게는 효과가 없다. 이 모든 것이 나를 진정시키지 못한다. 죽음 외에는 아무것도 참된 것이 없다.

그녀는 과거 풍요로운 삶과 명예, 부를 가졌지만 결국 건강을 잃고 병원 생활을 하면서 "죽음 외에는 아무것도 참된 것이 없다."라는 깨달음을 표현했다. 크리스다는 가장 중요한 것은 결국 건강임을 강조하며, 물질적 부와 명예보다 건강이 우선임을 역설하고 있다. 그녀는 현재 건강한 상태에서 한 끼의 음식과 잠잘 곳만 있어도 충분히 만족해야 한다고 조언한다. 즉, 삶에서 진정 중요한 가치는 부와 명예가 아니라 건강과 기본적인 안락임을 인생의 마지막 순간에 절실히 깨달은 메시지라고 할 수 있다.

■ 스티브 잡스

스티브 잡스는 췌장암으로 56세에 세상을 떠났다. 그는 세계 최고 기업의 CEO였고, 세상에서 가장 혁신적인 기기를 만든 사람이었다. 그 어떤 부와 명예도 가졌지만, 건강만큼은 결코 돈으로 살 수 없다는 사실을 몸소 깨달았다. 젊은 나이에 희귀한 췌장암 신경내분비 종양으로 진단받았다. 병과 싸우며 그는 부와 명예, 권력은 죽음 앞에서 무의미하다는 것을 깨달았다. 아무리 부유해도 건강을 잃으면 아무것도 소용없다는 사실을 절감했다. 수많은 성공과 찬사를 받았지만, 삶의 마지막 순간에 가장 간절한 것은 사랑하는 이들과 함께하는 평범한 시간과 건강이었다. 건강을 소중히 여기고 도움을 신속히 받는 것이 얼마나 중요한지 누구보다 크게 느꼈다. "나를 대신해 아파줄 사람은 없다."라는 말처럼, 결국 자신만이 자신의 몸과 건강을 책임져야 한다는 진실을 절감했다.

사업과 기술에 집중했던 시간이 많았지만, 그는 이제 내면을 돌아보며 삶의 본질이 무엇인지 다시 생각하게 되었다. 성공의 정점에서 깨달은 가장 중요한 가치는 돈이나 명예가 아닌 건강과 사랑하는 사람들이라는 것을 알게 되었다. 누구나 언젠가는 막이 내려온다는 사실을 받아들여, 현재의 삶에 감사하고 사랑하는 이들을 더욱 소중히 여기라고 그는 전하고 싶어 했다. 마지막으로, 건강과 삶을 소중히 여기고 매 순간을 온전히 살아가기를 바라며, 자신의 이야기가 누군가에게 작은 깨달음과 용기가 되기를 바랐다.

스티브 잡스는 2011년 10월 5일, 56세의 나이로 췌장암 투병 끝에 세상을 떠났다. 그의 삶과 죽음은 건강의 소중함을 일깨워주는 강력한 메시지로 남아 있다. 어떤 부와 성공도 건강을 대신할 수 없다는 진리를 몸소 보여준 그의 말들은 오늘날 우리 모두에게 중요한 교훈으로 작용한다.

■ 코미디의 황제 이주일

2002년 8월 27일, '코미디의 황제'로 불리던 이주일(본명 정주일)이 폐암으로 세상을 떠났다. "얼굴이 못생겨서 죄송합니다."라는 유행어로 1980년대 방송계를 주름잡았던 그는 제5공화국 시절 전두환을 닮았다는 이유로 방송정지까지 받은 '톱 개그맨'이었다. 향년 61세로 세상을 떠난 지 22년이 흘렀지만, 아직도 그 영상은 잊혀지지 않는다.

담배 한 개비, 그것은 단순한 습관이 아니라 죽음으로 가는 문이다. 개그맨 이주일은 방송을 통해 폐암 투병의 고통과 후회를 생생히 증언하며, 익살스러운 입담 대신 "담배 맛있습니까? 그거 독약입니다."라는 냉정한 경고를 남겼다. 하루 두 갑씩 즐기던 담배, 그 대가는 숨이 턱턱 막히는 절망과 가족을 지켜보며 고통받는 슬픔뿐이었다.

담배는 한 개인의 몸뿐만 아니라, 가족 전체의 삶까지 망가뜨린다.

폐암 판정을 받고 나서야 무릎 꿇고 후회했지만, 이미 늦은 뒤였다. 유명 개그맨의 진심 어린 경고는 국민적 경각심을 불러일으켰고, "흡연은 가정을 파괴한다. 국민 여러분, 담배 끊어야 합니다."라는 외침은 천만 흡연자들을 흔들었다. 실제로 이주일의 금연 메시지 이후 남성 흡연율이 10%나 급락했다.

담배는 독이다. 당신의 건강, 가족의 행복, 미래의 꿈까지 서서히 좀먹는다. 폐암, 후두암, 심장질환, 뇌졸중 등 그 고통스러운 말로는 어김없이 흡연의 그림자를 따라온다. 후회한들 되돌릴 시간은 없다. 언젠가, 도저히 눈을 뜨기도 숨 쉬기도 힘든 날이 오기 전에 결심하는 것이다. 오늘 바로, 담배를 끊어야 한다. 내일은 없다. 담배는 내 인생 최대의 적이었다는 이 한마디가 누군가의 삶을 지킬 수 있다면, 이 메시지의 가치는 영원할 것이다.

■ 미국 대통령 도널드 트럼프

도널드 트럼프는 현재 미국의 제47대 대통령으로, 2025년 기준 79세이다. 최근 10월에 실시된 정기 건강검진 결과, 심장 나이는 실제보다 14년 젊은 65세 수준으로 평가받으며 "전반적으로 매우 건강하다."라는 의사 소견을 받았다.

트럼프 대통령은 메릴랜드주 월터리드 국립군사의료센터에서 약 3시간 동안 종합 검진을 받았다. 주치의 숀 바바벨라 해군 대령은 "심혈관, 폐, 신경, 신체 기능 모두 강하고 탁월한 상태를 유지하고 있다."라고 밝혔다. 그는 올해 초 '만성 정맥부전'(다리 혈류 순환 장애) 진단을 받았지만, 현재는 큰 문제 없이 활발한 일정을 수행 중이다.

트럼프 대통령은 술을 한 방울도 마시지 않으며, 담배도 절대로 피우지 않는다. 그의 이러한 철저한 금주·금연 배경에는 형 프레드 트럼프 주니어가 알코올 의존증으로 인해 일찍 세상을 떠난 개인적인 사연이 크게 작용했다. 트럼프는 어린 시절 형이 알코올 중독으로 고생하는 모습을 보고 술에 대한 깊은 트라우마를 갖게 되었고, 그로 인해 스스로도 절대 술을 입에 대지 않겠다고 다짐했다고 한다. 그의 아버지 프레드 시니어 역시 술을 싫어했던 사상에 공감하며 가정 내에서 술을 멀리하는 분위기가 자리 잡았다.

트럼프 대통령은 2010년 CNN의 '래리 킹 라이브' 프로그램에서 당시 네 살이던 막내아들 배런에게 직접 "항상 최고가 되어야 한다."라고 강조하면서 "커서 술, 담배, 마약, 그리고 문신은 절대 해선 안 된다. 나는 네 몸에 어떤 문신이 있는 걸 원하지 않는다."라고 단호하게 말했다. 이 영상은 국내외에서 큰 화제를 모았고, 많은 누리꾼이 아버지로서의 단호하고 명확한 교육 방식을 칭찬했다. 트럼프는 인터뷰에서도 "아이들에게 매일, 매주 마약, 술, 담배, 심지어 문신도 하지 말라고 말한다."라며, 아이들이 "아빠, 제발 그만해"라고 할 정도로 철저하게 금지를 강조했다고 밝혔다. 또한, 트럼프는 공적인 자리에서도 자신의 아이들을 포함해 모든 아이들이 이 지침을 따르길 바란다고 여러 차례 밝혔다.

트럼프는 2016년 폭스뉴스 인터뷰에서 "술을 아예 시작하지 않는 게 문제를 예방하는 최선의 방법이며, 한번 시작하면 멈추기 어렵다." 라고 말했다. 그는 자신도 형과 같은 유전적 성향이 있을지도 모른다고 걱정하며, 이런 점이 술을 아예 입에 대지 않는 이유라고 솔직하게 털어놓았다. 2017년 45대 대통령 취임 오찬에서도 그는 한 모금의 술도 마시지 않았고, 백악관 집무실에는 '콜라 버튼'을 설치해 술 대신 콜라를 즐겨 마시는 것으로 알려졌다. 술과 담배를 멀리하는 그의 삶의 방식은 정치적 이미지를 넘어 강한 개인적 신념과 경험에 기인함을 알 수 있다.

트럼프가 술, 담배, 마약, 문신을 금지하는 것은 단순한 조언을 넘어 아이들의 일상에서 반복적으로 강조되는 생활 철학이다. 그는 단호한 훈육자로서, 아이들이 잘못된 길에 빠지지 않도록 엄격히 지도를 하며, 이 같은 가르침은 트럼프 가정의 중요한 가치 중 하나로 자리 잡고 있다. 트럼프는 형의 알코올 중독과 사망 경험으로 술과 담배를 철저히 멀리했으며, 4살 아들 배런에게 직접 "술, 담배, 마약, 문신하지 말라"고 단호히 교육하고 아이들에게 매일, 매주 이런 금지를 반복 강조하여 철저한 교육을 했다. 술을 아예 시작하지 않는 것이 문제 예방의 최선이라고 믿으며, 2017년 취임식과 공적 자리에서도 절대 술과 담배를 하지 않는 태도를 보여주었다. 교육은 단순 조언이 아닌 아이들의 일상생활 속 엄격한 규범으로 자리 잡아야 한다고 생각했다. 이처럼 트럼프 대통령은 자신의 개인적 경험과 철학을 바탕으로 아이들에게 술과 담배, 마약, 문신을 절대 하지 말라는 확고한 메시지를 전하며 엄격한 교육 원칙을 고수해 왔다.

■ 국제 유명인과 국내 유명인의 건강과 다이어트

그윈스 팰트로우
콜드 플런지(냉수욕)와 사우나를 통한 해독과 혈액 순환 촉진의 중요성을 강조했다.

마사 스튜어트
완벽주의로 보이는 삶 속에서도 정신 건강과 작은 일상의 고충을 솔직히 인정하며 균형을 추구하라고 말했다.

셀마 블레어
다발성 경화증 극복 경험을 바탕으로 질환과 함께하는 삶의 자세와 지원 체계의 중요성을 언급했다.

레안 라임스
우울증과 체형 스트레스 극복 후 회복 과정과 자기 긍정의 중요성을 강조했다.

알베르트 아인슈타인
"건강 없이는 모든 것은 무의미하다."라고 인터뷰 및 여러 기록에서 건강의 중요성을 강조했다.

카렌 블랙(배우, 말기 암 투병 중 인터뷰)
죽음이 가까워진 상황에서도 인생과 건강의 의미를 담담히 이야기하며, 최후까지 자신의 이야기를 기록했다.

셰넌 도허티(배우, 암 투병 중 인터뷰)
자신의 건강 투쟁을 공유하며 치료 과정의 어려움과 희망을 전했다.

베티 화이트(배우, 고령 인터뷰)
"건강하고 좋은 인생을 살려면 즐기고, 감사하며, 자신을 사랑하라."

조반니 보카치오(문학가)
"건강이 없으면 인생에서 가장 중요한 것은 아무것도 아니다."

■ **죽음을 앞둔 마지막 명언**

오스카 와일드
"벽지는 내가 살던 공간에서 가장 싫어했던 것이다."
(죽음을 앞두고도 유머를 잃지 않는 말을 남겼다.)

햄프리 보가트
"스카치위스키에서 마티니로 바꾸지 말았어야 했는데."
(죽음 직전 유머러스한 한마디).

윌리엄 셰익스피어
"죽음은 아무것도 아니다. 나는 단지 다음 방으로 슬며시 가는 것일 뿐이다."

유상철 감독(췌장암 투병 말기)
"병마와 끝까지 싸워 이겨내겠다."라는 의지와 함께 병세 악화 속에서도 희망을 잃지 않는 자세를 보여주었다. 투병 중에도 "지금 밥도 잘 먹고, 텔레비전도 보고 잘 다닌다."라며 포기하지 않는 모습을 보였다.

전유성(폐기흉 증세 악화로 별세 전)
생전 연명치료를 원치 않는 뜻을 밝히며 삶의 마무리를 스스로 준비했으며, 후배들에게도 자신의 건강과 죽음에 대해 솔직하게 이야기했다.

김수미(원로 배우, 뇌졸중으로 별세 전)
건강 악화가 여러 차례 있었지만, 평소 건강관리의 중요성을 강조하며 대중과 주변인들에게 삶의 건강을 지키는 메시지를 전했다.

장진영(위암 투병 중 마지막 인터뷰)
암 투병 중에도 가족과 팬들에게 감사의 마음을 전하며, 건강의 중요성을 언급했다.

이들은 병마와 맞서 싸우면서 자신의 건강 상태를 솔직하게 알리고, 투병과 죽음이라는 무거운 현실 속에서도 건강과 삶의 의미를 되새기는 메시지를 남겼다. 죽음이 가까워질수록 진정한 건강과 행복, 자기관리의 중요성을 절실히 깨닫게 된다는 교훈을 전해준다.

■ 유명인의 다이어트 명언

한혜진
"건강이 1순위다. 꾸준한 운동과 자기 관리가 중요하다."
평소 다양한 운동(발레, 수영, 헬스, 필라테스)을 병행하며 건강관리를 강조했다. "세상엔 내 의지로 바꿀 수 있는 게 많지 않지만, 몸 만들기는 꾸준히 하면 절대로 배신하지 않는다."라고 말하며 꾸준함이 다이어트 성공의 핵심임을 강조했다.

김연아
"야식은 한 번도 먹어 본 적 없다."라고 말해 자기 관리 철학이 녹아 있는 건강한 식습관의 중요성을 강조했으며, 이는 꾸준한 자기 관리를 통한 다이어트 성공 비결이라고 볼 수 있다.

미란다 커(한국 활동도 활발한 해외 스타)
"저는 하얀 음식은 절대 먹지 않아요. 그건 독이니까요."라고 말하며 건강에 해로운 음식을 멀리할 것을 강조했다.

솔라(마마무)
"죽을 것 같지만 죽지 않는다."라고 말해 운동이 힘들 때 마음을 다잡게 하는 긍정적인 메시지를 전했다.

박보람
"죽을 만큼 운동하고 죽지 않을 만큼 먹는다."라며 운동과 식단 조절의 균형을 강조했다. 또한 "살을 빼고 나니 모든 부분에서 변화가 생겼어요."라고 말하며 다이어트가 삶 전반에 미치는 긍정적 영향에 대한 고백을 했다.

김민희

"먹는 거 귀찮다."라는 솔직한 심정으로 식습관 관리가 다이어트에 미치는 영향에 대해 표현했다.

김사랑

"하루 세끼 다 먹으면 살쪄요."라고 말하며 다이어트 식습관에 대한 간단하지만 명확한 조언을 주었다.

이소라

"인생은 살이 쪘을 때와 안 쪘을 때로 나뉜다."라며 건강한 몸이 삶의 질에 미치는 영향을 강조했다.

옥주현

"먹어봤자 내가 아는 그 맛이다."라며 식이조절에 대한 단호한 의지를 표현했다.

에일리

"가장 중요한 스펙은 체력이다."라고 말하며 다이어트와 함께 체력 관리의 중요성을 언급했다.

■ 유명인이 선호하는 음식

필자가 좋아하는 배우 차승원은 KBS 쿨FM 박명수의 라디오쇼(2025년 4월 28일 방송)에서 자신의 철저한 관리 루틴을 공개했다. 그는 "강아지를 유치원에 데려다준 뒤 1시간 동안 PT(퍼스널 트레이닝)를 받는다."라고 말하며, 하루 한 끼 식사 원칙을 실천하고 있음을 밝혔다. 그의 식사는 단백질 위주로 구성되며, 하루의 리듬은 단순하지만 규칙적이다. 운동을 마친 후 한 끼를 든든히 먹고, 저녁에는 아무것도 먹지 않은 채 물만 마신다. 잠자리에 드는 시간은 밤 10시 30분에서 11시 사이로, 매우 절제된 생활 패턴을 유지한다.

1일 1식 3년 실천과 식습관에 대해 차승원은 이미 3년째 하루 한 끼만 먹는 '1일 1식'을 지속해 왔다. 그는 "한 달에 한 번 정도 치킨을 먹지만, 다음 날 일정이 있으면 절제한다."라고 설명했다. 음식을 먹고 싶은 욕구가 생기면 점심시간에 집중적으로 다양한 음식을 섭취하며, 한 끼만으로 만족을 얻는다고 했다. 그의 현재 신체 조건은 키 190cm에 체중 약 72.5~73.5kg으로, 날씬하면서도 탄탄한 체형을 유지 중이다.

1일 1식이 주목받게 된 배경은 '1일 1식'이 일본의 의사이자 작가인 나구모 요시노리 박사가 제창한 식사법으로, 장시간 공복 상태가 건강에 긍정적 영향을 미칠 수 있다는 주장에 기반한다. 나구모 박사에 따르면 배고플 때 활성화되는 '장수 유전자(Sirtuin 유전자)'는 체내 노화 억제, 당뇨·치매·암 등의 만성질환 예방에 도움을 준다. 그는 10년 이상 하루 한 끼를 유지하며 부정맥과 변비를 예방하고, 체중도 15kg 감량했다고 밝혔다.

 1일 1식의 건강학적 평가에 대해 전문가들은 1일 1식을 모든 사람에게 건강한 식사법이라고 단정하기 어렵다고 말한다. 가장 큰 문제는 생체 리듬의 불균형이다. 하루 한 번만 식사하면 일정한 포도당 공급이 이루어지지 않아 성장 호르몬 분비가 저하될 수 있고, 이는 근육량 감소, 골밀도 저하, 피로감, 에너지 대사율 감소를 초래한다. 또한 장기적인 공복 상태는 위산 과다, 소화기계 문제, 그리고 폭식 유발의 가능성도 높일 수 있다. 따라서 의학적 근거 없이 단기간 체중 감량만을 목적으로 1일 1식을 실천하는 것은 바람직하지 않다.

 건강하게 다이어트하는 대안으로는 체중 조절이 목적이라면 하루 세 끼를 기본으로 하되, 5대 영양소(탄수화물·단백질·지방·비타민·미네랄)를 균형 있게 섭취해야 한다. 필요 이상 섭취하는 간식이나 고열량 음식을 줄이고, 유산소 운동과 근력 운동을 병행하면 건강한 체지방 감소와 근육량 유지에 도움이 된다. 결국 차승원의 1일 1식은 개인의 절제된 생활 습관과 자기 관리의 일환으로는 의미가 있지만, 모든 사람에게 적용 가능한 보편적 건강법은 아니다.

 닥터에스오디 더블업플러스에는 5대 영양소가 일부 포함되어 있다. 특히 단백질 관련 아미노산(건조맥주효모 등 부원료)과 지방산(EPA 및 DHA 함유 유지 500mg)이 들어가 있으며, 탄수화물과 에너지 대사에 필요한 비타민B1, B6, 판토텐산, 비오틴, 비타민C, E 등의 멀티비타민 성분도 함유되어 있다. 미네랄은 해조칼슘 등 해조류 추출물이 포함되어 일부 함유된 것으로 보인다. 즉, 닥터에스오디 더블업플러스는 5대 영양소 중 단백질, 지방, 비타민, 미네랄을 복합적으로 공급하는 건강기능식품 형태이며, 탄수화물은 직접적인 주요 성분으로는 포함되지 않았다. 단백질 관련 부원료는 건조맥주효모와 아미노산 10종이 있고, 지방 관련은 EPA, DHA 함유 유지 500mg이 있다. 비타민은 비타민 C, E, B1, B6, 판토텐산, 비오틴 등이 있으며, 미네랄은 해조칼슘, 사철쑥, 미역, 다시마 등의 해조분말이 들어 있다. 탄수화물은 별도로 강조된 성분은 없다.

탄수화물은 에너지원으로 매우 중요한 영양소로, 몸에 좋은 탄수화물을 섭취하는 것이 건강과 체중 관리에 도움이 된다. 건강한 탄수화물 섭취를 위해 다음 식품들을 추천한다. 건강한 탄수화물 식품으로 통곡물에는 현미, 귀리, 퀴노아, 보리 등이 있다. 이들은 섬유질과 비타민, 미네랄이 풍부해 소화가 느리고 혈당을 천천히 올려주는 장점이 있다.

채소류에서는 고구마, 단호박, 당근, 브로콜리 등 자연 상태의 채소에는 풍부한 식이섬유와 탄수화물이 함유되어 있다. 과일은 사과, 베리류, 바나나, 오렌지 등이 있는데, 이들은 천연 당분과 함께 비타민, 항산화 물질, 식이섬유도 공급한다. 콩류에는 완두콩, 렌틸콩, 병아리콩 등이 있는데, 이들은 단백질과 탄수화물을 적절히 제공하면서 포만감을 준다. 피할 탄수화물은 흰 빵, 흰쌀, 정제된 설탕, 과도한 가공식품과 같은 단순당류로, 혈당을 빠르게 올리며 건강에 부정적인 영향을 줄 수 있다. 탄수화물 섭취 팁으로는 정제된 탄수화물 대신 복합 탄수화물 위주로 섭취하는 것이 좋다.

식이섬유가 풍부한 식품을 선택해 혈당 조절과 장 건강에 도움을 준다. 과일 섭취는 당분 과다 섭취를 피하기 위해 하루 1~2회 정도로 조절하는 것이 좋다. 이와 같은 탄수화물을 적절히 섭취하면 에너지 공급은 물론 건강한 체중 관리와 혈당 조절에도 긍정적인 효과를 얻을 수 있다. 닥터에스오디 더블업플러스는 주로 항산화, 혈행 개선, 에너지 생성 및 활력 지원에 초점을 맞춘 멀티비타민 건강기능식품으로 설계되어 있다.

닥터에스오디 슈퍼슬림 다이어트를 섭취하면 라면, 빵, 과자 같은 음식에 대한 식욕을 억제할 수 있는 이유는 다음과 같다. 포만감 증진을 통해 식이섬유가 풍부한 곤약, 해조류, 곡물 등 성분이 위에서 팽창하여 오래도록 포만감을 유지하게 하기 때문이다. 이로 인해 자연스럽게 식사량이 줄어들고 허기짐이 덜 느껴진다. 혈당 안정화에도 도움이 되는데, 섬유질이 탄수화물 소화와 흡수를 늦춰 혈당 급증을 막아준다.

중추신경계 자극은 녹차 추출물 속 카페인과 카테킨이 신진대사를 촉진하고 뇌의 포만 중추를 자극해 식욕을 억제한다. 호르몬 및 신경전달물질 조절은 식욕 조절 호르몬인 그렐린(식욕 촉진)과 렙틴(식욕 억제), 그리고 세로토닌, 도파민 같은 신경전달물질의 균형을 맞춤으로써 식욕을 줄이는 데 기여한다. 이러한 복합 작용으로 닥터에스오디 슈퍼슬림 다이어트는 배고픔을 감소시키고, 끼니 사이 간식이나 고칼로리 음식 섭취를 자연스럽게 줄여줘 라면, 빵, 과자와 같은 음식의 유혹을 이겨내는 데 도움을 준다.

필자가 좋아하는 배우 김강우의 10년 삭제주스는 바나나, 냉동 블루베리, 흑임자 가루, 서리태 가루, 오트밀, 저지방 우유, 그리고 통밀·호밀·수수·귀리·보리·벌꿀로 만든 시리얼이 들어가 아침에 든든할 뿐 아니라 모발, 근육, 피부 건강에도 좋은 이유가 다음과 같다.

주성분별 건강 효과로는 바나나는 풍부한 칼륨과 비타민B6로 근육 기능과 에너지 대사에 도움을 주며, 식이섬유가 소화를 돕고 포만감을 준다. 냉동 블루베리는 뛰어난 항산화물질인 안토시아닌이 풍부하여 혈액순환 개선, 피부 노화 방지, 두피 건강 및 탈모 예방에 효과적이다. 흑임자 가루는 검은깨로 불리며 풍부한 불포화지방산, 칼슘, 철분, 단백질이 모발과 뼈 건강, 피부 탄력 유지에 기여한다.

서리태 가루는 검은 콩의 일종으로, 양질의 단백질과 미네랄이 풍부해 모근 강화, 근육 형성 및 피부 재생을 돕는다. 오트밀은 수용성 식이섬유(베타글루칸)가 많아 콜레스테롤 조절과 장 건강, 혈당 안정에 도움을 주며, 포만감 유지에 탁월하다. 저지방 우유는 칼슘과 단백질 공급으로 근육과 뼈 건강 향상에 기여하고, 각종 비타민과 미네랄이 조화를 이룬다. 통곡물 시리얼(밀, 호밀, 수수, 귀리, 보리, 벌꿀 포함)은 다양한 곡물의 비타민, 미네랄, 항산화 물질이 몸 전체의 항산화력과 면역력 강화에 도움을 준다. 벌꿀은 자연 단맛과 항염 작용도 제공한다.

종합 효과로 이 주스는 각 재료에 항산화 성분과 필수 영양소가 풍부해 활성산소로 인한 노화와 세포 손상을 막고, 모발과 피부를 건강하게 유지하는 데 도움을 준다. 또 단백질과 미네랄이 모발 성장과 근육 유지에 필수적이라 김강우가 10년 넘게 꾸준히 마시며 건강과 젊음을 유지하는 비결로 알려져 있다. 또한 오트밀과 시리얼의 식이섬유 덕분에 아침에 든든하고 장 건강에도 이롭다.

에필로그

에스오디랩·리쏘드·나와모랩
— 지금의 한계를 넘어, 더 건강한 미래로

이 책을 마치며, 작은 변화가 큰 성장으로 이어질 수 있다는 생각이 필자의 마음을 따뜻하게 했다. 평소 미처 알지 못했던 순간들을 더욱 소중히 여기며 살아가고자 한다.

오늘날 우리는 빠르게 변화하는 세상 속에서 건강과 아름다움, 그리고 활력을 지키는 것이 무엇보다 중요한 시대를 살고 있다. 에스오디랩, 리쏘드, 나와모랩은 오직 그 해답을 찾기 위해 연구하고, 제품을 통해 새로운 가능성을 제시해 왔다.

SOD의 강력한 항산화 효과는 단순한 건강 보조를 넘어, 여러분의 삶에 깊은 변화를 가져올 것이다. 임상과 연구로 입증된 신뢰를 바탕으로, 항상 안전하고 높은 품질의 제품을 제공하며 고객 한 분 한 분의 소중한 건강을 지켜가겠다.

SOD는 단순한 원료가 아닌, 삶의 질을 높이고 더 나은 내일을 열어가는 힘이라고 믿는다. 앞으로도 과학과 자연의 조화를 바탕으로, 신뢰할 수 있는 기술과 진심 어린 철학으로 고객과 함께 걸어가겠다.

건강한 몸, 젊은 피부, 당당한 자신감. 이것이 회사가 만드는 변화이자 여러분께 드리는 약속이다.

우리는 자연에서 얻은 성분을 현대 과학과 조화시켜, 안전하고 효과적인 건강 솔루션을 제공한다. 고객 여러분께 더 나은 삶을 선사하는 것이 우리의 사명이자 자부심이다. 끊임없는 연구와 혁신으로 앞으로도 신뢰받는 기업이 되겠다.

"우리 인생은 신이 초대해 준 단 한 번의 축제이다."

기네스북에 오른 122세 할머니처럼 우리도 고통과 질병에 대한 두려움 없이 건강하게 오래 사는 삶을 꿈꾼다. 삶의 노후를 준비하는 일은 단순한 시간 연장이 아니라 진정한 의미의 삶의 질을 높이는 여정이다. 불확실한 미래를 걱정하기보다는 지금부터 건강과 마음을 돌보며, 자신만의 긍정적인 일상과 사회적 관계를 꾸준히 만들어 가는 것이 중요하다. 그렇게 스스로를 아끼고 사랑할 때, 삶은 비로소 온전한 축제가 되고, 한 번뿐인 인생의 마지막 장도 아름답고 당당하게 써 내려갈 수 있을 것이다.

우리 모두가 두려움 없이 삶을 준비하고, 그 과정에서 나이와 관계없이 진정한 건강과 행복을 누리는 하루하루를 살아가길 바란다. 그 길이 바로 할머니가 보여준 122세 건강 장수의 비결이자, 우리 모두에게 주어진 삶의 초대이다.

참고 문헌

약이 되는 한국의 산야초, 김태정, 국일미디어, 서울(1996)

산야초건강학, 장준근, 넥서스, 서울(1992)

식품의 생리적 활성, 정동효, 선진문화사, 서울(1998)

한국식품영양과학회지, 284(1), 199-204(1999)

한국영양학회지, 31(1), 799-808(1998)

한국영양식량학회지, 2(1), 17-22(1992)

Bown, D:Encyclopeadia of herbs and their uses, Darling KINDERSLEY(1995)

약이 되는 식품, 이철호, 어문각, 서울(1996)

Korean J.Raw Med., 6, 75(1975)

Korean J.Medicinal Crop Sci., 4(1), 27-30(1996)

Arch, Pham.Res, 19(3), 231-234(1996)/21(5), 508-513(1998)

J.Korean Argric.Chem.Soc., 32(2), 178-179(1989)

Planta Med., 62(3), 242-245(1995)/68(7), 924-925(1979)

Scientific American.260(6), 112-117(1989)

Nature, 253, 365-366(1975)

J.of Med Chem., 21(12), 1208-1212(1978)

Gen.Pharmacol, 26(2)209-315(1995)/24(6), 1455-1458(1993)

J. Ethnophamacol, 47(1), 43-47(1995)/29(3), 307-317(1989)/24(2-3), 123-126(1988)/43(3), 167-171(1994)

FEBS Lett, 402(1), 85-90(1997)

Clin.Exp.Pharmacol, 13(7), 569-573(1986)

한국약학회지, 10, 20-24(1996)/10, 25-29(1996)

한국식품위생학회지, 7(4), 157-160(1992)

Chem.Pham.Bull., 38(9), 2494-2497(1990)